首都医科大学附属北京佑安医院

皮肤性病

病例精解

总主编／金荣华
主　编／高艳青

科学技术文献出版社
SCIENTIFIC AND TECHNICAL DOCUMENTATION PRESS
·北京·

图书在版编目（CIP）数据

首都医科大学附属北京佑安医院皮肤性病病例精解 / 高艳青主编. —北京：科学技术文献出版社，2022.6

ISBN 978-7-5189-7643-0

Ⅰ.①首… Ⅱ.①高… Ⅲ.①皮肤病—病案—分析②性病—病案—分析 Ⅳ.① R75

中国版本图书馆 CIP 数据核字（2020）第 263378 号

首都医科大学附属北京佑安医院皮肤性病病例精解

策划编辑：蔡　霞　　责任编辑：蔡　霞　　责任校对：张　微　　责任出版：张志平

出 版 者	科学技术文献出版社
地 　址	北京市复兴路15号　　邮编　100038
编 务 部	(010) 58882938，58882087（传真）
发 行 部	(010) 58882868，58882870（传真）
邮 购 部	(010) 58882873
官 方 网 址	www.stdp.com.cn
发 行 者	科学技术文献出版社发行　全国各地新华书店经销
印 刷 者	北京虎彩文化传播有限公司
版 　次	2022 年 6 月第 1 版　2022 年 6 月第 1 次印刷
开 　本	787×1092　1/16
字 　数	118千
印 　张	10.5
书 　号	ISBN 978-7-5189-7643-0
定 　价	98.00元

首都医科大学附属北京佑安医院
皮肤性病病例精解
编者名单

主　编　高艳青

副主编　李　娟　孙　欣　张　明

编　委　（按姓氏拼音排序）

　　　　陈玉欣　高艳青　李　娟　刘翠娥　宋冰冰

　　　　宋映雪　孙　欣　汪晓丹　翁文佳　闫桢桢

　　　　张　明

秘　书　汪晓丹

主编简介

高艳青 教授，医学博士，主任医师，博士研究生导师。现任首都医科大学附属北京佑安医院皮肤科主任，国家"863"计划专家库成员，北京医学会皮肤病学分会第十三届、第十四届委员，北京中西医结合学会第六届、第七届皮肤性病专业委员会委员，北京中西医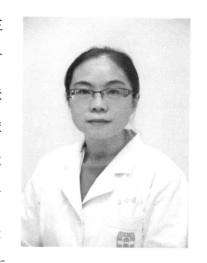结合学会环境与健康专业委员会常务委员，中国医疗保健国际交流促进会委员。擅长白癜风、外阴白斑、银屑病、尖锐湿疣与HPV感染、梅毒与神经梅毒、痤疮与玫瑰痤疮、黄褐斑、瘙痒性皮肤病、HIV相关性皮肤病、肝病相关性皮肤病等诊断与处理。率先建立梅毒与神经梅毒临床研究队列，近几年科室共进行梅毒腰穿600余例，在神经梅毒的诊断方面积累了较为丰富的经验。曾主持过国家科技部"863"计划，"十一五""十二五""十三五"等国家重大专项分课题，发表论文40余篇。

序　言

首都医科大学附属北京佑安医院是一家以感染、传染及急慢性相关性疾病群体为主要服务对象和重点学科，集预防、医疗、保健、康复为一体的大型综合性医学中心，形成了病毒性肝炎与肝癌、获得性免疫缺陷综合征（艾滋病）与新发传染病、感染免疫与生物医学三大领域的优势学科。医院还建有北京市肝病研究所、北京市中西医结合传染病研究所、国家中西医结合肝病重点专科、北京市乙型肝炎与肝癌转化医学重点实验室、北京市艾滋病重点实验室、北京市重大疾病临床数据样本资源库、首都医科大学肝病与肝癌临床研究所、北京市国际科技合作传染病转化医学基地。

作为感染性和传染性疾病的临床救治中心，首都医科大学附属北京佑安医院承担着北京市，乃至全国突发公共卫生事件及重大传染病的应急和医疗救治任务，积累了大量宝贵的临床经验。随着医学科技的进步，临床专业的划分与定位也日趋精细，对疾病诊疗精准化要求也不断提升。为了让临床医生更好地掌握诊治思路、锻炼临床思维、提高诊疗水平，我们将收治的部分典型或疑难病例进行了分门别类的整理，并加以归纳总结和提炼升华，以期将这些宝贵的临床经验更好地留存和传播。

本丛书是典型及疑难病例的汇编，是我院16个重点学科临床经验的总结和呈现，每个病例从主要症状、体征入手，通过对病例特点的分析，逐步抽丝剥茧、去伪存真，最终找到疾病的本质，给予患者精准的诊疗。每个病例均通过对临床诊疗的描述，展示出作者的临床思维过程，最后再以病例点评的形式进行总结，体现了理论与实践的结合、多学科的紧密配合，是科室集体智慧的结晶，是编者宝贵经验的精华，希望本书对大家开拓临床思维、提高临床诊疗水平有所裨益。

　　本丛书的编写得到了首都医科大学附属北京佑安医院广大专家的大力支持和帮助，在此表示感谢。但由于水平有限，书中难免出现错漏之处，加之医学科学快速发展，部分观点需要及时更新，敬请广大读者批评指正。我们也将在提升医疗水平的同时，持续做好临床经验的总结和分享，与大家共同进步，惠及更多的同行与患者。

金荣华

前 言

感谢您选择了这本《首都医科大学附属北京佑安医院皮肤性病病例精解》。首都医科大学附属北京佑安医院是一所传染病医院，接诊的患者很多患有感染或传染性疾病。选择病例时，我们尽可能突出本院病例的特色，力求全面反映我们的临床工作。所以，这本书包括了容易混淆的性传播疾病；艾滋病合并的皮肤病，如卡波西肉瘤、马尔尼菲青霉菌病，一些临床不太常见的非感染性皮肤病，包括家族性良性慢性天疱疮、平滑肌瘤、隆突性皮肤纤维肉瘤、疣状癌等。

本书病例全部来自临床，既有大量照片，也有病理图像，对基层医生、住院医师和医学研究生来讲，可以培养临床思维；对综合医院高年资的医生来讲，可以强化一些综合医院较少见到的疾病，如卡波西肉瘤、神经梅毒的基础训练。希望大家读到这本书时能够有所收获。最后，诚恳希望与各位同行老师切磋，共同进步。

高艳青

目 录

第一章 感染性疾病

病例 1　双侧带状疱疹

病历摘要

【基本信息】

患者，男，47岁。因"右颈部、左上臂皮疹伴疼痛2天"入院。患者于2天前无明显诱因出现左上臂疼痛，后右颈部、左上臂出现肿胀，并出现水疱，伴明显疼痛。

既往史：患者有获得性免疫缺陷综合征病史半年，已开始接受高效抗逆转录病毒治疗（highly active anti-retroviral therapy,

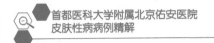
HAART）半年，方案为：替诺福韦酯＋依非韦伦＋拉米夫定。

【皮肤科查体】

右颈部、耳后、左上臂可见水肿性红斑，其上可见成簇分布的丘疱疹和水疱，米粒至绿豆大小，未见明显糜烂结痂（图1-1）。

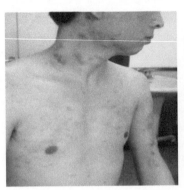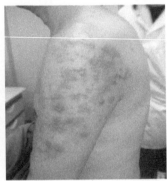

图1-1　右颈部、耳后、左上臂皮损

【辅助检查】

白细胞计数 3.0×10^9/L，CD4[+]T 细胞计数 292.13/μL，HIV 病毒载量 < 40 copies/mL，尿常规、肝肾功能及心电图未见异常。

【诊断】

双侧带状疱疹，获得性免疫缺陷综合征。

【治疗】

治疗经过：给予盐酸伐昔洛韦 0.6 g，每日 2 次，口服抗病毒；腺苷钴胺 1.5 mg，每日 1 次肌内注射；喷昔洛韦每日 4 次外用。2 周后随访患处水疱均已结痂，疼痛感明显减轻。

病例分析

此患者为男性，免疫缺陷，皮疹分布于右颈部、耳后及左上臂。皮疹表现为水肿性红斑基础上簇集状分布的水疱和丘疱疹，伴有阵发性针刺样疼痛，诊断为双侧带状疱疹。应与以下疾病鉴别：①单纯疱疹，主要发生于口角、口缘、鼻孔等皮肤或黏膜交界处，水疱一般簇集分布；②水痘，基本损伤为丘疱疹，头面、躯干及四肢近心端散在分布，可有发热，黏膜可以受累；③卡波西（Kaposi）水痘样疹，该病为在原有皮肤病的基础上感染单纯疱疹病毒而发生的一种皮肤病，皮损为突然出现的成群水疱，中央有脐窝。本例患者既往无基础皮肤病，在 HAART 过程中急性发病，伴有免疫功能障碍，基本损伤为呈带状分布的簇集丘疹和水疱，呈双侧分布，诊断为双侧带状疱疹。

带状疱疹是由潜伏在脊髓后根神经节中的水痘 – 带状疱疹病毒再激活引起的，皮损常沿某一周围神经分布区排列，一般只侵犯单侧感觉神经节。可侵犯 1 ～ 2 个神经节不超过中线，累及两个不相邻神经节支配区的多发性带状疱疹少见。双侧带状疱疹多见于免疫功能低下的人群，如合并多种慢性疾病者、肿瘤术后放化疗患者、人类免疫缺陷病毒（human immunodeficiency virus，HIV）感染者、使用免疫抑制剂者及老年人等，也有报道发生于健康人。其发病机制与特异性细胞免疫功能抑制，尤其是中央型和效应型记忆性 $CD4^+T$ 细胞数量减少有关。累及双侧的皮损可以同时发生，也可以相继发

笔记

生。临床症状出现在病毒载量最高的神经根处，疱疹引发的水痘－带状疱疹病毒特异性免疫强化可能避免了后续其他部位病毒的再活化。当细胞免疫低下或受到抑制时，病毒可在多个感觉神经节中再活化，从而导致双侧或播散性发病。在约 10% 免疫抑制人群中可出现播散性皮损（超过原发区域外或相邻皮肤节段外 20 个水疱或内脏累及）。

带状疱疹一般在机体免疫功能下降时发生，但在 HIV/AIDS 人群中，除了好发于未抗病毒治疗人群，还常常好发于抗病毒治疗的 3 ~ 6 个月内。后一种情况被认为是免疫重建的一种表现。免疫重建炎症综合征（immune reconstitution inflammatory syndrome，IRIS），即艾滋病患者在经抗病毒治疗后，免疫功能恢复过程中出现的一组临床综合征，主要表现为发热、潜伏感染的出现或原有感染的加重或恶化。免疫缺陷患者并发带状疱疹建议根据免疫缺陷严重程度治疗。本例患者 $CD4^+T$ 细胞水平相对不低，且临床症状不重，故继续 HAART，带状疱疹的治疗同 HIV 阴性人群。

📋 病例点评

带状疱疹好发于 HIV/AIDS 患者，一是由于免疫缺陷易造成水痘－带状疱疹病毒的再激活；二是由于抗病毒启动后 3 ~ 6 个月内的免疫重建。与 HIV 阴性的带状疱疹患者相比，HIV 阳性者皮损更加严重，结痂时间延长，后遗神经痛的发生率也较高。本例患者根据临床诊断为双侧带状疱疹。治疗原则基本同 HIV 阴性人群。需要强调的是，HIV 阳性人群治疗要更积极一些，尽早足量抗病毒治疗，严重者每 8 小时静脉滴注阿昔洛韦 10 mg/kg；对于阿昔洛韦耐药的患者，可以使用膦甲酸钠。

参考文献

1. 中国医师协会皮肤科医师分会带状疱疹专家共识工作组 . 带状疱疹中国专家共识[J]. 中华皮肤科杂志，2018，51（6）：403-408.

2. 中华医学会感染病学分会艾滋病学组 . 艾滋病诊疗指南第三版（2015 版）[J]. 中华传染病杂志，2015（10）：577-593.

3. AGGARWALA S K，RADHAKRISHNAN S. A clinico-epidemiological study of herpes zoster[J]. Medical Journal Armed Forces India，2016，72（2）：175-177.

（汪晓丹）

病例 2 ALA-PDT 联合冷冻治疗肝移植术后泛发性扁平疣

病历摘要

【基本信息】

患者，男，24 岁。因"面部皮疹渐增多半年，偶痒"就诊。患者于半年前无明显诱因出现前额米粒大小淡褐色皮疹，偶痒，未予治疗。随后皮疹逐渐增多，逐渐蔓延至整个面部，故为进一步诊治来我院就诊。

既往史：肝移植术后半年，目前口服环孢霉素。

【皮肤科查体】

面部密集分布针尖至米粒大小淡褐色扁平丘疹，轻度隆起，表面光滑，呈圆形、椭圆形或多角形（图 2-1）。

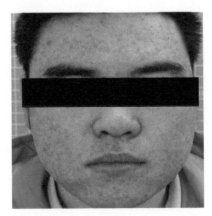

图 2-1　面部密集分布针尖至米粒大小、淡褐色扁平丘疹

【诊断】

扁平疣。

【治疗】

面部皮损给予冷冻预处理后直接行 5- 氨基酮戊酸光动力学疗法（5-aminolaevulinic acid-photodynamic therapy，ALA-PDT）治疗。ALA-PDT 具体方法为 10% 盐酸氨酮戊酸散局部外敷，保鲜膜封包 3 小时后红光［波长（633±10）nm］照射 30 分钟，照射剂量 100 mW/cm^2，每周 1 次，连续 3 次。光照后 24～96 小时患者出现局部红肿、疼痛、刺激感，予冰袋局部外敷后缓解，无其他并发症。经 3 次治疗后皮疹逐渐消退，最终脱落（图 2-2）。随访 1 年后皮损无复发（图 2-3）。

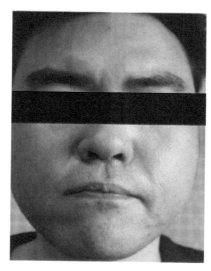

图 2-2 面部扁平疣治疗 3 次后

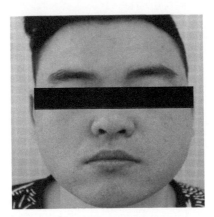

图 2-3　面部扁平疣治疗 1 年后

病例分析

　　本例是接受免疫抑制剂治疗且肝移植术后患者，由于免疫功能缺陷或低下，不能产生有效的免疫应答，使人乳头瘤病毒（human papilloma virus，HPV）持续性复制导致感染，皮损多发且治疗抵抗。扁平疣治疗方法有很多，传统治疗包括冷冻和 CO_2 激光治疗，但该患者皮损发生于面部，皮损范围较大，传统治疗有可能引起色素减退、色素增加及瘢痕等不良反应，且反复采用冷冻治疗或 CO_2 激光治疗会给患者带来巨大的痛苦，甚至产生巨大的心理压力。有文献报道，光动力疗法已经成为治疗面部扁平疣疗效确切的方法。ALA-PDT 特点是具有高度选择性，光敏剂 5- 氨基酮戊酸不仅在肿瘤组织中有较高的聚集，在一些引起皮肤黏膜角质细胞过度增生的病毒感染性病灶中也有选择性聚集。5- 氨基酮戊酸侵入皮损处表皮组织细胞核内并高度聚集，在波长 635 nm 红光激发下，转化为具有光敏性的原卟啉Ⅸ（protoporphyrin，Pp Ⅸ），产生单态光毒物质而使细胞凋亡，这是 5- 氨基酮戊酸光动力治疗扁平疣的理论基础。虽然早期实验发现，单次 ALA-PDT 对顽固性病毒疣没有疗效，但重复治疗及对皮损进行磨削或局部使用角质层分离剂预处理，能够提高 PDT 的疗效。

临床上，增加 ALA 在靶器官的富集是提高疗效的重要手段之一。光动力治疗前使用液氮冷冻进行预处理，可以减少扁平疣表面的过度角化，增加角质层水化程度、ALA 药物渗透深度及接触面积，是增强光动力治疗的有效方法。

因此，我们选用冷冻联合 ALA-PDT，治疗 3 次后患者面部皮损完全消退，随访 12 个月未见复发，疗效显著。故我们认为，ALA-PDT 联合冷冻治疗器官移植术后或免疫力低下患者泛发性扁平疣是一种非常有效且安全的选择。

📋 病例点评

ALA-PDT 联合冷冻治疗肝移植术后泛发性扁平疣临床疗效显著，冷冻预处理后可减少治疗次数，同时此治疗方法痛苦小、疗效好、复发率低，而且 10% 的浓度对于患者来说经济负担也不是很重，值得在临床推广使用。

参考文献

1. CHANG Y C, YU C H. Successful treatment of oral verrucous hyperplasia with photodynamic therapy combined with cryotherapy-report of 3 cases[J]. Photodiagnosis Photodynamic Ther, 2014, 11（2）: 127-129.

（李娟）

第二章
炎症性疾病

病例 3　误诊为特应性皮炎的皮肌炎

病历摘要

【基本信息】

患者，女，47岁。因"颜面部色素沉着1年，手臂无力1月余"就诊。患者于1年前无明显诱因出现颜面部发黑，下肢红斑脱屑伴瘙痒，外院诊断"特应性皮炎"，口服中药（具体不详）治疗半年，无明显改善，后全身陆续出现皮肤颜色改变，面部出现红斑、色素沉着，伴瘙痒。近1个月来出现双前臂无力，左手明显，下肢无异常。自诉吞咽无力，双手遇冷后变白变紫。为进一步诊疗来我院就诊。

既往史：半年前出现"药物性肝损伤"于外院住院治疗，出院后持续口服复方甘草酸苷片，停用 2 周，停药后转氨酶升高。

【体格检查】

一般情况可，双上肢肌力 4 级，双下肢肌力 5 级。

【皮肤科查体】

双眼睑水肿，眼眶周围紫红色斑，以下眼睑为重，颜面部弥漫性红色斑片，间杂色素沉着和色素减退斑，呈异色病样皮损。颈背部、腰部可见大片淡红色斑片、色素沉着斑，表面脱屑。甲周可见甲皱襞红斑，轻微红肿。手部无雷诺征，无腊肠样外观改变（图 3-1，图 3-2）。

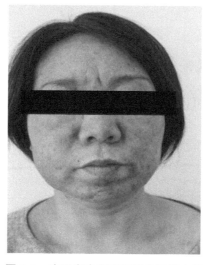

图 3-1　皮肌炎患者面部异色病样皮损

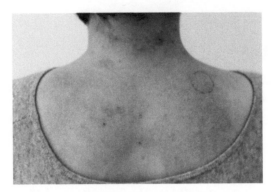

图 3-2　皮肌炎患者肩背部异色病样皮损

【辅助检查】

血常规：白细胞计数 3.27×10^9/L，血红蛋白 90 g/L。肝功能：ALT 29.4 U/L，AST 91.4 U/L。血糖 6 mmol/L。肌酸激酶 874.6 U/L，肌酸激酶同工酶 6.86 ng/mL，肌红蛋白 365 ng/mL。抗核抗体 1∶320。抗着丝点抗体（B++++）。甲胎蛋白 43.852 ng/mL。（外院）肌电图结果：肌源性损伤。（外院）全身 PET-CT：未见异常。皮损组织病理：（肩部）角化过度，颗粒层增厚，表皮突及真皮乳头变平（图 3-3A），真皮乳头轻度水肿，毛细血管扩张，可见少量噬黑色素细胞（图 3-3B）。

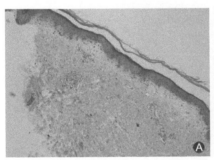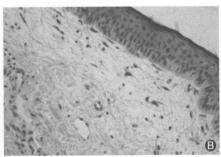

A. 角化过度，颗粒层增厚，表皮突及真皮乳头变平（HE 染色 ×40）；B. 真皮乳头轻度水肿，毛细血管扩张，可见少量噬黑色素细胞（HE 染色 ×100）。

图 3-3　皮肌炎组织病理图像

【诊断及诊断依据】

诊断：皮肌炎。

诊断依据：患者为中年女性，皮疹表现为皮肤异色病样改变，分布于面部、肩背部、腰部。伴有上肢肌肉无力，吞咽困难。肌酶异常升高，肌电图示肌源性损伤，结合组织病理皮肌炎诊断明确。

【治疗】

就诊给予吗替麦考酚酯片、甲泼尼龙片、羟氯喹联合治疗，目前皮损及肌力逐渐好转，正在随访中。

病例分析

本例患者于 1 年前表现为颜面部红斑、脱屑、发黑，下肢红斑脱屑，无明确诱因，瘙痒明显，外院一直诊断为特应性皮炎，并给予抗组胺药物和外用药治疗，但一直无明显改善，故患者来京求治。查体发现患者颜面部、肩背部、腰部皮疹表现为皮肤异色病样改变，仔细询问病史，患者近 1 个月来出现双前臂无力（左手明显）、吞咽无力等伴随症状。初步诊断：皮肌炎。取活检并进行皮肌炎相关实验室检查，最终诊断皮肌炎明确。

皮肌炎是一种累及皮肤和肌肉的自身免疫性疾病，常出现肌无力症状和肌肉的炎症、变性改变，皮肤损伤表现呈多样化，特征性表现为眼眶周围出现的紫红色水肿性斑，肘膝、掌指关节及指间关节伸面出现扁平紫红色鳞屑性丘疹（即 Gottron

笔记

征），其他特异性皮损包括大腿和臀部侧面出现的对称性紫红斑（Holster 征）、皮肤异色症、曝光部位红斑（如颧颊部、颈前 V 区红斑）、披肩征及甲周红斑等。皮肌炎还会出现非特异性皮损，如"技工手"（双侧拇指尺侧、食指和中指桡侧伴有脱屑和皲裂的角化性改变）、反向 Gottron 丘疹 / 征（Gottron 丘疹 / 征发生于手掌屈侧指间关节部位）、水疱和大疱、溃疡、钙沉着、雷诺现象、肢端血管炎等。皮损初发时并无特异性，可能被诊断为特应性皮炎、脂溢性皮炎、激素依赖性皮炎、接触性皮炎、光敏性皮炎或红斑狼疮。患者初发皮疹表现为红斑脱屑，伴剧烈瘙痒，临床表现不典型且无特异性，因此外院一直按特应性皮炎给予对症处理，经过常规治疗无明显缓解的情况下，未重新评估病情，误诊原因还和该患者肌肉症状出现在皮肤表现之后有关。

患者本次就诊，皮疹表现为颜面部、肩背部及腰部网状红斑、色素沉着及色素减退斑，应与具有皮肤异色病表现的疾病相鉴别，包括：Civatte 皮肤异色症多见于绝经期妇女，皮损多对称分布于面、颈部，皮损组织病理表现为表皮基底细胞灶状液化，真皮浅层噬黑色素细胞；色素异常性 MF 在红斑期可出现皮肤异色表现，临床上易被忽视和误诊，组织病理上除了在真皮内有肿瘤细胞浸润外，还可有散在的基底细胞液化，真皮浅层有噬黑色素细胞，Pautrier 微脓肿和淋巴样细胞在表皮基底层排列成线状，周围有空泡化晕为其特征性病理表现；异色病样皮肤淀粉样变的组织病理具有真皮乳头处淀粉样物质沉积等特征。

皮肌炎与恶性肿瘤具有相关性已达成共识，其发病率显著高于其他结缔组织病，常发生在诊断皮肌炎前后1年，其对激素及免疫抑制剂治疗反应较差，预后欠佳。本例患者已在外院筛查并未发现潜在肿瘤，但应定期随访。

病例点评

　　我们对皮肌炎的皮疹要加强认识，尤其要注意皮肤异色症、甲周毛细血管扩张、肘膝关节伸侧的Gottron征等。瘙痒是皮肌炎常出现的症状，注意和过敏类疾病相鉴别。查体和问病史应该仔细，不要忽视患者主诉中的乏力症状。另外，皮肌炎易合并恶性肿瘤，应常规对恶性肿瘤进行评估，并在今后的随访中密切关注，以便早发现、早干预，提高患者生存率。

参考文献

1. MURO Y，SUGIURA K，AKIYAMA M. Cutaneous manifestations in dermatomyositis： key clinical and serological features-a comprehensive review[J]. Clin rev Allergy Immunol，2016，51（3）：293-302.

2. 薛珂，郑捷，曹华．皮肌炎皮肤损伤的研究进展[J].中国皮肤性病学杂志，2019，33（1）：92-95.

（李娟）

病例 4 HIV/AIDS 抗病毒治疗过程中克力芝所致药疹

病历摘要

【基本信息】

患者，男，52 岁。因"皮疹 1 周，发热 2 天"入院。患者于 1 周前出现周身皮疹，门诊予抗过敏治疗，但患者皮疹逐渐加重，发展至全身，2 天前出现发热，体温最高 38 ℃，无咳嗽咳痰、胸闷气短、心悸等不适。2 年前发现 HIV 确证试验阳性，CD4$^+$T 淋巴细胞 790/μL，就诊于我院，启动 HAART（齐多拉米双夫定＋依非韦伦）。服药 10 天左右出现躯干部少量皮疹，逐渐发展至颜面部、躯干、四肢红色斑丘疹，伴发热，体温最高 38.3 ℃，偶有干咳，无咳痰、腹痛、腹泻等，考虑药疹（多形性红斑样），停用依非韦伦，予甲泼尼龙及抗过敏治疗，患者皮疹逐渐消退后出院。此后未再服用抗病毒药物。3 个月前检查 HIV 病毒载量（我院 2018-11-29）：33 700 copies/mL。CD4$^+$T 淋巴细胞 851.15/μL。10 天前就诊于我院门诊，予"拉米夫定＋替诺福韦＋克力芝（洛匹那韦利托那韦片）"抗病毒治疗，服药 3 天后患者自胸部出现红色皮疹伴瘙痒，为进一步诊疗入院。

既往史：对磺胺、依非韦伦过敏。

个人家族史：无特殊。

【皮肤科查体】

躯干、四肢多发米粒至黄豆大小水肿性红斑，部分融合，对称分布。少数红斑中央颜色较深，呈靶形。口腔及外生殖器未见皮损（图4-1）。

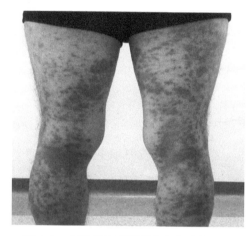

图4-1　多发米粒至黄豆大小水肿性红斑

【辅助检查】

白细胞计数 9.22×10^9/L，嗜酸性粒细胞绝对值 0.25×10^9/L。丙氨酸氨基转移酶 21.9 U/L，天门冬氨酸氨基转移酶 15.4 U/L。HIV病毒载量检测 33 700 copies/mL。$CD4^+T$ 淋巴细胞 851.15/μL。自身抗体谱（－）。

【诊断及诊断依据】

诊断：多形性红斑，药物可能性大；获得性免疫缺陷综合征。

诊断依据：发病前有明确的服药史，起病急，病情进展迅速，皮疹分布广泛。皮疹特征为水肿性红斑，部分融合，对称分布。少数红斑中央颜色较深，呈靶形。

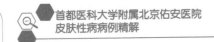

【治疗】

停用抗病毒药物，予糖皮质激素（甲泼尼龙 60 mg，连用 3 天；40 mg，连用 3 天；此后泼尼松龙 30 mg，每日 1 次口服）及抗过敏治疗，患者皮疹逐渐减轻出院。嘱患者定期监测肝损伤指标，予保肝治疗。

病例分析

患者发病前 3 天曾有口服"拉米夫定＋替诺福韦＋克力芝"抗病毒治疗病史。2 年前曾因口服抗病毒药物"依非韦伦"发生药疹导致停用抗病毒药物。此次皮疹特点为水肿性红斑，部分融合，对称分布。少数红斑中央颜色较深，呈靶形。患者以发热、皮疹为表现，皮疹为多形性红斑样损伤，结合病史及用药史，初步诊断为多形性红斑，药物可能性大。

多形红斑最常见的病因是感染，单纯疱疹病毒是最常见的病原体，其次是肺炎支原体。药物见于不足 10% 的患者，常见药物为非甾体类抗炎药、抗生素（如磺胺类药物）等。系统性疾病相关多形红斑少见，包括炎症性肠病、红斑狼疮等。其他物理因素（如外伤、寒冷、紫外线）也可能是激发因素。患者起皮疹前有明确用药史，经过一定潜伏期发病，皮疹泛发，对称分布，伴瘙痒，故病因首先考虑药物可能。患者发病前无口唇疱疹、咽痛等病史，全血细胞分析未见白细胞或淋巴细胞升高，无感染中毒症状，无咳嗽、尿路感染等支原体感染症状，故排除感染性因素。患者不伴光敏感、脱发、雷诺现象、网状青斑和毛细血管扩张等表现，自身抗体谱、抗核抗体谱（－），除外自身免疫性疾病所致多形性红斑。处理：停用可疑药物克力芝，简化临床用药。其余与 HIV 阴性人群无异。需要注意的是，HIV 感染并不是激素使用的禁忌证。依据皮疹及其他过敏症状的严重程度，抗病毒药物所致药疹分为 4 级：1 ～ 2 级为轻度或中度，仅表现为红斑、瘙痒、弥漫性斑丘疹及脱屑，不进展也不累及黏膜，不伴有系统症状，可继续抗病毒治疗并同时用抗组胺药；3 ～ 4 级为重度或可能危及生命，表现为起疱、溃疡、黏膜受累、中毒性上皮坏死溶解、坏疽、剥脱性皮炎及系统受累，应停止所有抗病毒治疗药物。待皮疹问题解决后开始更换为新的抗病毒治疗方案。

病例点评

患者以发热、皮疹为表现，皮疹为多形性红斑样损伤，分析病因，除外感染及自身免疫性疾病等因素，结合病史考虑抗病毒药物过敏。此病例的特点为既往曾有抗病毒药物依非韦伦过敏史，此次为抗病毒药物克力芝过敏。临床上获得性免疫缺陷综合征患者抗病毒治疗药物导致的药物性皮炎发病率较高，其中非核苷类反转录酶抑制剂如奈韦拉平、依非韦伦最为常见，甚至易发生严重过敏反应。出于药物选择有限的考虑，不建议随意进行治疗方案的调整。依据皮疹及其他过敏症状的严重程度综合考虑，轻度皮疹暂时不停药；中度皮疹在严密观察下使用；重度皮疹或伴可能危及生命的系统损伤时，应停止所有抗病毒治疗药物并考虑更换新的抗病毒治疗方案。

参考文献

1. 中华医学会感染病学分会艾滋病丙肝学组. 中国艾滋病诊疗指南（2018 版）[J].
   中国艾滋病性病，2018，24（12）：90-106.

（汪晓丹）

病例 5　青斑样血管病

病历摘要

【基本信息】

患者，女，37 岁。因"下肢起皮疹 3 年"就诊。3 年前无诱因发现小腿出现环形淤点，无明显自觉症状。就诊外院，诊断"色素性紫癜性皮病"，予口服复方芦丁片、外用糠酸莫米松软膏治疗。近半年皮疹增多、加重，累及足踝，部分破溃，自觉疼痛。

【皮肤科查体】

双小腿见铁锈色环形斑，边缘有细小的苔藓样丘疹，部分皮疹融合成片。皮疹延及足背、足侧缘，足踝处可见紫癜性损伤（图 5-1）。

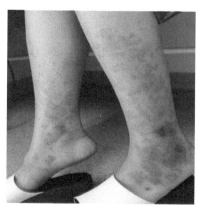

双小腿及足部铁锈色斑疹，边缘苔藓样丘疹，足踝处可见紫癜。

图 5-1　足部皮肤损伤

21

【辅助检查】

皮肤组织病理（图 5-2）：（小腿）棘层变薄，基底层细胞色素颗粒增多，真皮浅层小血管周围稀疏淋巴细胞浸润。（足踝）棘层坏死，少量中性粒细胞浸润，局灶液化，真皮乳头血管内淤血、出血，可见含铁血黄素细胞，中下部小血管内皮细胞增生，明显的纤维素样变性，纤维蛋白的栓塞和血栓形成，未见血管炎改变。真皮胶原增生、硬化。

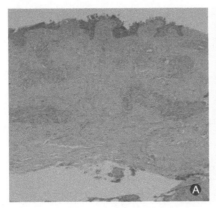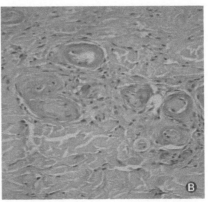

A. 真皮中下层小血管纤维素样变性（HE 染色 ×40）；B. 见纤维蛋白的栓塞和血栓形成（HE 染色 ×400）。

图 5-2　青斑样血管病病理表现

【诊断】

青斑样血管病。

【治疗】

予口服阿司匹林、双嘧达莫治疗。

病例分析

患者临床表现以双下肢铁锈色斑丘疹，针尖大小淤点为主。初诊很容易考虑到色素性紫癜性皮病这类疾病，但该类疾病中的常见分型（进行性色素性紫癜性皮病、色素性紫癜性苔藓样皮病）均常见于青壮年男性，无明显自觉症状。本患者为青年女性，同时发现患者足踝处有紫癜样损伤，自诉疼痛明显，取活检进一步明确诊断。通过组织病理切片，我们可以看到显著的真皮小血管纤维素样变性，纤维蛋白的栓塞和血栓形成，而非色素性紫癜性皮病的淋巴细胞性毛细血管炎的改变。故结合临床和病理，该病例符合青斑样血管病的诊断。

　　青斑样血管病是由局部皮肤血管阻塞所致的皮肤病，多表现为小腿、踝部紫癜、坏死及象牙白色萎缩斑，可见毛细血管扩张和周围色素增加。常见于中青年女性。该病局灶性紫癜性损伤常自觉疼痛，后期可见标志性的白色萎缩斑改变。本病注意与色素性紫癜性皮病相鉴别：色素性紫癜性皮病多见于青壮年男性，好发于小腿和踝周，初起为群集的针尖大小红色淤点，后密集呈形态不规则的斑片，亦可表现为铁锈色苔藓样小丘疹，伴有紫癜性损伤，融合成境界不清的斑块。皮损一般无自觉症状。文献中有进行性色素性紫癜性皮病合并青斑样血管病的报道，本例患者临床表现与其类似，小腿处皮疹病理无特异性改变，诊断上采用了一元论，认为淤点样改变为青斑血管病的一种表现。该现象是否为两种疾病还是一元论更合适，有待更多探讨及病例验证。除此之外，还需与过敏性紫癜、静脉曲张性淤积性皮炎、高球蛋白血症性紫癜相鉴别。

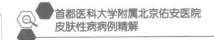
病例点评

　　青斑样血管病治疗以抗凝为主，而易与该病混淆的色素性紫癜性皮肤病治疗以改善毛细血管脆性和通透性为主。故而正确区分两者对改善患者的预后非常关键，及时的病理组织检查很有必要。需要注意的是，青斑样血管病通常累及真皮浅中层血管，有时会累及深部组织。有报道存在潜在结节性多动脉炎。此外，青斑样血管病的发病机制尚不明确，有研究认为可能与自身免疫性结缔组织病、乙肝、丙肝、HIV 感染、肿瘤等因素有关，故建议患者完善相关检查。

参考文献

1. 荆可，冯素英.青斑血管炎的研究进展 [J]. 中华皮肤科杂志，2016，49（5）：371-374.

（闫桢桢）

笔记

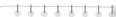

病例 6　家族性良性慢性天疱疮

病历摘要

【基本信息】

患者，女，68 岁。因"躯干、腹股沟皮疹 1 月余"就诊。1 个月前（初夏），患者着紧身衣裤后，发现腰部出现红色皮疹，未觉疼痛、瘙痒。自行外用药物（具体不详），未见好转。数日后，腹股沟发现类似皮疹，逐渐增多，部分破溃。

家族史：无类似疾病家族史。

【皮肤科查体】

腰部、腹股沟见暗红色斑，其上可见成群小疱，疱液混浊，部分破裂形成糜烂面和结痂，呈扁平柔软、湿润增生面，伴腥臭。水疱尼氏征阴性。口腔、外阴黏膜未累及（图 6-1，图 6-2）。

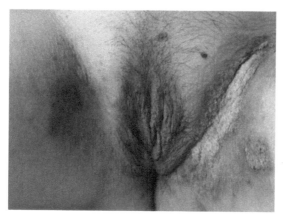

图 6-1　腹股沟见红斑、糜烂、结痂，呈浸润增生改变

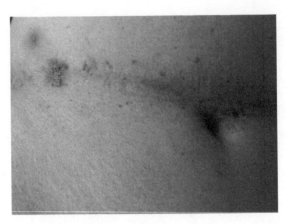

图 6-2　腰部见暗红色斑，其簇集小水疱，部分破溃糜烂结痂

【辅助检查】

皮肤组织病理（图 6-3）：（左腹股沟）皮肤组织角质层缺失，基底层上可见裂隙形成，见棘刺松解细胞，呈"塌砖墙样"外观。真皮浅层淋巴细胞和嗜酸性粒细胞浸润。

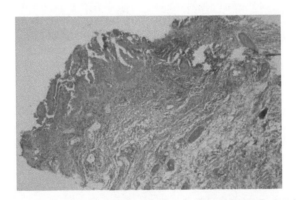

图 6-3　基底层上裂隙形成，见棘刺松解细胞，呈塌砖墙样外观（HE 染色 ×100）

【诊断】

家族性良性慢性天疱疮。

【治疗】

予外用他克莫司软膏、夫西地酸乳膏。

📋 病例分析

　　该患者皮疹特点为腹股沟及腰部红斑基础上成群小水疱，破溃形成糜烂面及结痂，呈浸润增生性改变，无明显自觉症状。该疾病具有独特的病理改变：基底层上方棘层松解，如倒塌的砖墙样改变。

　　本病发生于间擦部位的斑块伴糜烂、渗出，呈慢性病程，需相鉴别的疾病包括慢性湿疹、股癣、增殖性天疱疮和乳房外湿疹样癌等。①慢性湿疹可因急性、亚急性反复发作不愈，而转为慢性，也可初发即呈慢性改变。表现为患处皮肤增厚、浸润，暗棕色，有色素沉着，表面粗糙，少许脱屑，可因抓破有结痂，见苔藓样改变，边缘较清楚，可见丘疹、丘疱疹。急性发作时可有渗出，常有明显瘙痒。病理为表皮海绵水肿，无棘层松解及裂隙。②股癣夏季多发，常累及腹股沟处，有明显瘙痒。典型表现为沿暗红斑边缘排列的红丘疹，边界清晰隆起，病史长者可见肥厚性斑块，但无明显渗出糜烂。真菌镜检可予以鉴别。③增殖型天疱疮是自身免疫性疱病，皮疹好发于间擦部位，表现为黏膜的松弛性水疱，极易破溃形成糜烂面，渗出结痂，增殖性外观。与本患者表现类似，但症状不治疗会进行性发展，且无季节相关性。组织病理为较轻的棘层松解，显著的鳞状上皮增生，致密的炎症细胞浸润，可见大量嗜酸性粒细胞。直接免疫荧光检测表皮细胞间 IgG、C3 沉积，有循环"天疱疮"抗体。④乳房外湿疹样癌好发于阴股部位，表现为浸润性红斑块，表面糜烂，常呈非对称性分布，老年女性常见。本

笔记

患者为老年女性，疾病晚发，临床表现与之类似，故需通过组织病理予以鉴别。乳房外湿疹样癌常有棘层肥厚，可见表皮内较大的胞质淡染的肿瘤细胞。

此外，组织病理中需与家族性良性慢性天疱疮相鉴别的疾病包括毛囊角化病（附属器常受累，圆体及谷粒多见，裂隙相邻表皮通常完整）、Grover病（棘层松解相类似，但通常仅累及几个皮突）、生殖器部位的棘层松解性皮病（不易鉴别，需密切结合临床及家族史）。

病例点评

根据典型的临床和组织病理，本例患者诊断明确。该病多在青春期发病，但也有患者中老年发病。该病为常染色体显性遗传皮肤病，70% 的患者有家族史。该病例为老年女性，疾病初发，较为少见。需要和这个部位常见的其他炎症性疾病相鉴别，组织病理是关键，必要时可以做免疫荧光排除增殖型天疱疮。该病治疗较困难，缺乏标准方案。有文献报道，氨苯砜、泼尼松、雷公藤、抗生素联合疗效好，起效快，但不良反应大，其中治疗效果欠佳的，可加用 X 线治疗。有专家认为口服多西环素 100 mg/d，可显著改善症状。他克莫司软膏、抗生素软膏外用及倍他米松辅助治疗对局部皮损治疗有效。

参考文献

1. LE SACHE-DE P L，RAYNAUD E，BOUCHARDEAU A，et al. Familial benign chronic pemphigus and doxycycline： a review of 6 cases[J]. J Eur Acad Dermatol Venereol，2014，28（3）：370-373.

2. 麦基·菲利普，卡龙那·爱德华，格兰特·斯科特 . 皮肤病理学与临床的联系 [M]. 朱学骏，孙建方，译 . 3 版 . 北京：北京大学医学出版社，2006：156-158.

（闫桢桢）

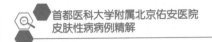

病例 7　手足综合征

病历摘要 - 患者 A

【基本信息】

患者，男，46 岁。因"左足底疼痛性斑块 3 月余"就诊。患者 3 个月前因患"肝细胞肝癌"口服"甲苯磺酸索拉非尼片"400 mg、每日 2 次治疗，20 天后双足底出现疼痛感，并于左足底受压部位出现角化性斑块，疼痛逐渐加重，影响行走，就诊于我科门诊。

既往史：发现"肝细胞肝癌"病史 3 个月，否认局部外伤史。

【皮肤科查体】

左足底第一足趾趾腹、左足底第一和第二足趾及左足跟可见边界清晰的黄色角化性斑块，斑块边缘可见红晕，压痛（+）（图 7-1）。

【诊断】

手足综合征 2 级。

【治疗】

给予水杨酸尿素软膏及复方利多卡因软膏外用对症治疗。经过外用药治疗后疼痛有轻微缓解，但疼痛仍较明显。

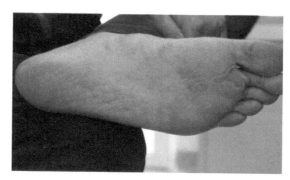

左足底第一足趾内侧缘及第一、第二足趾间的黄色角化性斑块，
边界清晰，周边绕以红晕。

图 7-1　足底检查

病历摘要 - 患者 B

【基本信息】

患者，女，76 岁。因"双手足疼痛伴脱屑 6 个月"就诊。患者于 6 个月前因"肝细胞肝癌"口服"甲苯磺酸索拉非尼片"400 mg、每日 2 次，服药 2 周后患者双手足出现疼痛、发红，伴有明显脱屑，疼痛逐渐加重，影响行走及握持等动作。2 周前患者因行肝癌介入手术入住我院肿瘤科，停止口服"甲苯磺酸索拉非尼"治疗。停药 1 周后患者双手足疼痛感及脱屑明显减轻，可以短暂行走及进行握持动作。

【皮肤科查体】

双手及双足底皮肤干燥皲裂，可见手套及袜套状脱屑（图 7-2，图 7-3）。

【诊断】

手足综合征 3 级。

笔记

31

【治疗】

因患者已停止服药，疼痛减轻，固给予尿素软膏外用对症治疗。

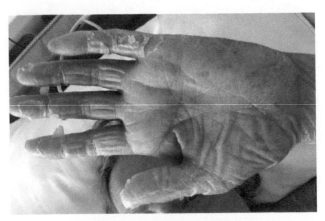

手掌皮肤干燥轻度皲裂，呈手套状脱屑。
图 7-2　手足综合征 3 级（手部）

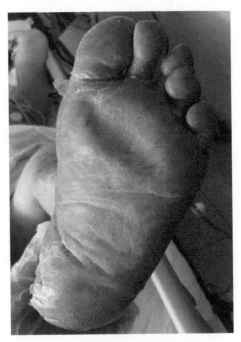

足底皮肤干燥，呈袜套状脱屑。
图 7-3　手足综合征 3 级（足部）

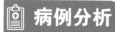 **病例分析**

这两例患者均为肝癌患者，均以手足疼痛性红斑或者斑块就诊，仔细观察患者疼痛性皮损的发病部位，并非均发生于受压或摩擦部位，且患者否认长期摩擦或者压迫发病部位。询问用药史，均在2周前曾口服过化疗药"甲苯磺酸索拉非尼"，了解该药物不良反应后不难诊断此病为手足综合征。该病需与跖疣、胼胝、鸡眼相鉴别。手足综合征角化性斑块数量不如跖疣多，且面积较大，表面没有点状出血，而且该病的角化性斑块不单是挤压痛，还会出现自发痛，也不同于胼胝和鸡眼。从这些特点，可以排除上述疾病。

手足综合征（hand-foot syndrome，HFS），也称掌跖感觉丧失性红斑，是某些抗肿瘤化疗药物相对常见的皮肤毒性反应。甲苯磺酸索拉非尼是一种治疗肾细胞癌和肝细胞癌的口服活性多激酶抑制剂，具有抑制肿瘤细胞复制及肿瘤血管生成的作用。常见的不良反应包括皮肤表现（手足综合征、皮疹/脱屑、脱发）、乏力、胃肠道反应（恶心、腹泻）、甲状腺功能亢进及血压升高，而在皮肤表现中手足综合征为常见表现之一，主要发生在皮肤受压区域，临床上以掌跖部感觉丧失性红斑为主。

【发病机制】

甲苯磺酸索拉非尼引起手足综合征的发病机制尚不清楚。有一些学者认为甲苯磺酸索拉非尼可以到达肢端汗腺导致直接的皮肤毒性，与其他化疗药物类似。由于在手足掌跖部位有为

笔记

33

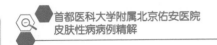

数众多的小汗腺，很多的毒性药物可以通过汗液分泌并影响该部位，然而这一理论并未得到证实，因为在小汗腺分泌的汗液中未发现多激酶抑制剂。

还有学者认为局部酶活化或创伤也可能起作用。在手、脚、腋窝和间擦部位这些容易受到机械和摩擦力影响的区域，毛细血管微创伤导致药物外渗到周围组织中，可能是多激酶抑制剂诱导手足综合征的原因。因为这些药物还阻断血管内皮生长因子受体和血小板衍生生长因子介导的血管修复，进一步加剧局部组织损伤。

【临床表现】

临床表现为手足掌跖对称性疼痛性红斑、斑块，多见于掌跖受压部位，包括手指侧面和甲周，常出现角化过度，严重者甚至出现水疱和广泛的脱皮。通常患者主诉刺痛感和不能接触较热的物体，甚至不能行走和持物。

美国国家癌症研究所不良事件常用术语标准根据临床症状将手足综合征分为三级：1级，轻微不伴疼痛的皮肤改变（如红斑）；2级，伴有疼痛的皮肤改变（如脱皮、水疱、水肿、角化过度），日常家务活动受限；3级，伴有疼痛的严重皮肤改变（如脱皮、水疱、水肿、角化过度），自理受限。

【组织病理学表现】

组织学上表现为角化过度伴有棘层肥厚，真皮血管周围混合炎症细胞浸润。表皮变化从分散的坏死角质形成细胞与基底层空泡样变性至全层表皮坏死。免疫组织化学技术（免疫组化）显示 CK10 表达丢失和 CD14 表达增加，提示甲苯磺酸索拉非尼可能影响了角质形成细胞的分化。

【预防和治疗】

（1）预防：患者应尽量减少手足在热水中浸泡，避免穿过紧的衣物，避免手足等受压部位的剧烈运动，在手足部位使用不含酒精的保湿霜，穿柔软的厚底鞋等。手足综合征的局部治疗仅限于 1 级。2 级手足综合征对治疗抵抗，需要调整药物用量。当手足综合征达到 3 级，治疗需要中断至少 7 天，联合对症药物治疗后症状恢复至 0 级或 1 级。

（2）局部用药：使用含有尿素或水杨酸的药物进行化学剥脱，炎症较重的疼痛性红斑可以每日外用 2 次糖皮质激素软膏。疼痛明显的可以使用镇痛药。

（3）系统用药：塞来昔布可以预防化疗药引起的手足综合征。

据文献报道，国外有学者使用卡泊三醇治疗甲苯磺酸索拉非尼引起的手足综合征，取得了较好疗效。国内有学者采用尿素乳膏联合大剂量的维生素 B_6 口服（300 mg/d）来预防手足综合征，疗效确定，是较理想的预防治疗方案。

病例点评

这两例患者均表现为手足疼痛性斑块或脱皮，追问病史得知患者起病前曾口服抗肿瘤药，考虑疾病与药物可能有一定关联。了解该化疗药物的常见不良反应后，很容易做出诊断。化疗药导致的皮肤不良反应临床并不多见，此前皮肤科医生对此认知不足。手足综合征为使用多激酶抑制剂的肿瘤化疗患者较常见的皮肤反应，其他化疗药物还有 5- 氟尿嘧啶及脂质体阿霉素。国外两项涉及乳腺癌和大肠癌患者使用卡培他滨的研究显示，手足综合征的发生率为 45% ～ 68%，国内报道发生率为 48% ～ 62%。随着社会发展，肿瘤患者不断增多，皮肤科大夫应该充分认识这种疾病，并能做出相应的处理。

参考文献

1. MILLER K K, GORCEY L, MCLELLAN B N. Chemotherapy-induced hand-foot syndrome and nail changes: a review of clinical presentation, etiology, pathogenesis, and management[J]. J Am Acad Dermatol, 2014, 71（4）: 787-794.

2. BROSE M S, FRENETTE C T, KEEFE S M, et al. Management of sorafenib-related adverse events: a clinician's perspective[J]. Semin Oncol, 2014, 41 Suppl 2: S1-S16.

3. MACEDO L T, LIMA J P, DOS S L, et al. Prevention strategies for chemotherapy-induced hand-foot syndrome: a systematic review and meta-analysis of prospective randomised trials[J]. Support Care Cancer, 2014, 22（6）: 1585-1593.

4. DEMIRKAN S, GUNDUZ O, DEVRIM T. Sorafenib-asssociated hand-foot syndrome treated with topical calcipotriol[J]. JAAD Case Rep, 2017, 3（4）: 354-357.

5. 梁琳春，褚斌斌. 尿素乳膏联合 VitB$_6$ 防治手足综合征的临床观察 [J]. 现代实用医学，2015, 27（3）: 397-416.

（张明）

病例 8　急性移植物抗宿主病

病历摘要

【基本信息】

患者，男，67 岁。因"肝移植术后 1 个月，周身皮疹伴乏力 2 周，加重 1 天"就诊。患者于 1 个月前因"原发性肝癌"于外院行肝移植手术，术后恢复良好出院。无乏力、发热、皮肤巩膜黄染、恶心、呕吐等症状。2 周前胸部出现红色皮疹，皮疹无明显感觉，患者自觉乏力。1 周前患者乏力加重。近 2 天出现双下肢水肿，皮疹较前增多，遍及全身，无瘙痒、疼痛等感觉。无腹泻、腹痛、恶心、呕吐、畏寒、发热等症状。

【辅助检查】

血常规：白细胞计数 0.02×10^9/L，血红蛋白 77 g/L，血小板计数 4×10^9/L。肝功能：丙氨酸氨基转移酶 14.6 U/L，天门冬氨酸氨基转移酶 14.4 U/L，总胆红素 22.9 μmol/L，白蛋白 24.5 g/L。血生化：肌酐 123.9 μmol/L，钾 4.1 mmol/L，钠 133.2 mmol/L。凝血项：凝血酶原活动度 75%。T 细胞亚群：$CD4^+$T 细胞计数 5/μL，$CD8^+$T 细胞计数 6/μL。麻疹 IgM（＋），风疹 IgM（－）。CMV-DNA 4070 copies/mL。降钙素原 11.56 ng/mL（参考值＜0.1 ng/mL）。皮肤组织病理检查：角化过度，角质层变薄，基底细胞空泡样变性，表皮内可见凋亡的角质形成细胞。真皮浅层可见少量淋巴细胞浸润（图 8-1）。

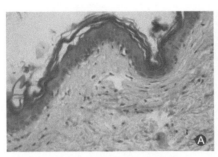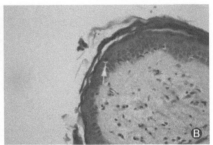

A.基底细胞可见空泡样变性，真皮浅层稀疏淋巴细胞浸润（HE 染色 ×100）；B.表皮内可见凋亡的角质形成细胞，核固缩，胞浆嗜酸性（HE 染色 ×400）。

图 8-1　皮肤组织病理学检查

【皮肤科查体】

四肢、前胸均可见密集分布米粒大小红色充血性斑疹，个别皮疹为出血性，压之不褪色（图 8-2）。

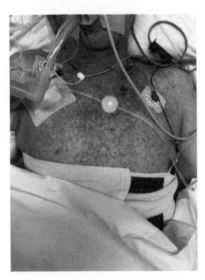

图 8-2　前胸可见密集分布米粒大小红色充血性斑疹

【诊断】

急性移植物抗宿主病。

【治疗】

给予甲泼尼龙 80 mg 静脉输注，同时配合抗感染、升白细胞等对症治疗。由于患者 CMV-DNA 检测阳性，同时给予更昔洛韦静脉点滴。患者经过治疗后病情仍继续恶化，骨髓抑制较前加重，并出现肝、肾等多脏器功能衰竭，最终死亡。

病例分析

该患者在肝移植后 1 个月出现乏力、皮疹、白细胞减少症状。由于患者肝移植后处于免疫抑制状态，全身出现弥漫性皮疹伴有乏力。首先，需要考虑患者是否出现药物性皮炎可能。药物性皮炎的临床表现虽然多种多样，但瘙痒是最明显的全身症状。血常规检查一般表现为白细胞总数增多，在白细胞分类中，多有嗜酸性粒细胞比例增多。该患者皮疹无明显自觉症状，血常规示白细胞明显减少，嗜酸性粒细胞比例正常。药物性皮炎的可能性相对较小。

其次，要考虑一些感染性皮肤病，如麻疹、风疹，但感染性皮肤病多伴有发热，且发疹约 1 周疹退。该患者出疹已经 2 周仍无消退趋势，麻疹和风疹的病毒学检测也未见异常，可排除上述诊断。巨细胞病毒感染也可以出现皮肤表现，表现为麻疹样、荨麻疹样、淤斑或紫癜。病理表现为表皮棘细胞水肿，真皮上层管周稀疏淋巴细胞浸润。细胞的"鹰眼"样改变是 CMV 感染的特异性表现。该病为良性、自限性疾病。该患者虽然皮疹为发疹样改变，血清 CMV-DNA 为阳性，但病理表现并未看到棘细胞水肿及血管内皮细胞肿胀和"鹰眼"样细胞，

笔记

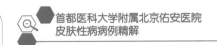

所以，巨细胞病毒感染可能性也较小。

移植物抗宿主病（graft versus host disease，GVHD）可分为急性和慢性两类，急性移植物抗宿主病（aGVHD）平均发生在移植后 7 ～ 30 天，有发热、食欲缺乏、腹泻、腹痛、呕吐和肝损伤，可以出现转氨酶升高，还可以伴有白细胞及血小板减少。皮疹多表现为发疹性，常始于躯干，逐渐扩展至面部和四肢。

有学者对 8 例肝移植术后出现急性移植物抗宿主病患者进行了总结，发现这些患者的临床症状包括：①发热，是 aGVHD 患者常见的首发症状，最高体温在（39 ～ 40.5）℃，无寒战，可伴有呼吸困难，在胆汁、尿液、粪便或痰中可发现病原体；②皮疹（散布的红斑和丘疹合并），最初出现在胸部，随后蔓延至头、颈和四肢，未见于手掌和脚掌，大部分皮疹融合成斑片；③消化道症状多样，包括腹泻、腹胀和口腔黏膜溃疡，多数患者往往难进普食，因此选择半流质饮食；④骨髓抑制表现为以中性粒细胞减少为著的全血细胞水平下降。虽然粒细胞刺激因子和 IL-11 具有一定升白细胞作用，但不能改变血细胞计数下降的情况，白细胞可低至（0.1 ～ 0.2）× 10^9/L，血小板可降至（1 ～ 2）× 10^9/L。

系统应用糖皮质激素仍是治疗急性移植物抗宿主病的一线用药，还可以联合其他免疫抑制剂共同治疗。目前一些新型的生物制剂也应用到急性移植物抗宿主病的治疗中。因患者免疫功能受到极大的抑制，因此需要抗感染、升白细胞等对症辅助治疗。即使如此，肝移植后的急性移植物抗宿主病死亡率仍高达 85%。

病例点评

　　该患者肝移植术后 1 个月出现皮疹、骨髓抑制、多脏器功能受损。皮疹的形态类似麻疹、风疹等发疹性疾病，病理表现为角化过度、皮肤萎缩、基底细胞空泡变性，并在表皮中可见坏死的角质形成细胞，真皮中可见稀疏的单个核细胞浸润，综合临床及病理符合 aGVHD 的诊断。但该患者无发热、腹泻，与常见的 aGVHD 有所不同，容易干扰临床医生的诊断。移植的患者突然或逐渐出现皮疹时，应特别警惕移植物抗宿主反应，不要当作湿疹或药疹忽略掉。另有研究显示，在实体器官移植患者中，巨细胞病毒感染可增加移植排斥，该患者出现移植物抗宿主病，可能与其感染巨细胞病毒有关。

参考文献

1. 赵晓飞，林栋栋，李宁，等 . 8 例肝移植术后急性移植物抗宿主病的诊治体会 [J].
   临床肝胆病杂志，2018，34（11）：2392-2396.

2. 博洛格尼，乔伊佐，拉皮尼 . 皮肤病学 [M]. 朱学骏，王宝玺，孙建方，等译 . 北
   京：北京大学医学出版社，2014：1356.

（张明）

病例 9　寻常型天疱疮

病历摘要

【基本信息】

患者，男，38 岁。因"背部皮疹伴瘙痒 20 余天"入院。患者于 20 天前无明显诱因出现背部红色皮疹，随后出现水疱，感瘙痒，并逐渐增多，遂来我院门诊就诊。

【皮肤科查体】

患者生命体征平稳。背部、肩部、下颌散在大小不一红斑，边界清楚，其上可见松弛性大疱，疱壁薄，破裂后可见糜烂，部分结痂，其中可见黑褐色厚痂（图 9-1）。尼氏征阳性。口腔黏膜无糜烂。

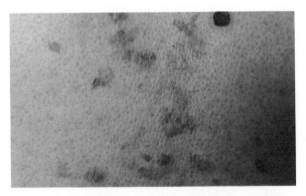

背部散在大小不一红斑，边界清楚，其上可见松弛性大疱，疱壁薄，破裂后可见糜烂，部分结痂，其中可见黑褐色厚痂。

图 9-1　皮肤科查体

【辅助检查】

组织病理见基底上方的棘层细胞松解，出现裂隙、水疱，基底仅剩一层基底细胞，水疱腔隙中可见松散的角质形成细胞聚集，比棘细胞大，圆形，核浓缩，核周围有一圈淡染清晰区（图9-2）。间接免疫荧光（indirect immunofluorescence，IIF）：天疱疮抗体IgG细胞间阳性，1∶80。

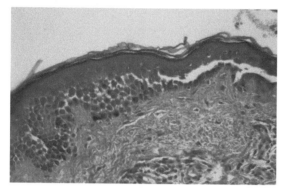

基底上方的棘层细胞松解，出现裂隙、水疱，基底仅剩一层基底细胞，水疱腔隙中可见松散的角质形成细胞聚集（HE染色 ×100）。

图9-2　病理表现

【诊断】

寻常型天疱疮。

【治疗】

泼尼松1 mg/（kg·d）为起始剂量，通过临床表现来观察疗效，观察每日新发水疱数量、皮疹愈合快慢、尼氏征转阴等表现，显效后泼尼松逐渐减量。

病例分析

该患者为青年男性，表现为背部红斑、水疱、大疱，易破裂，破裂后出现糜烂结痂，黏膜无皮损，尼氏征阳性，诊断首先考虑自身免疫性大疱病，需要通过组织病理及免疫荧光帮助诊断，另外需和湿疹等常见皮肤病鉴别。该患者红斑糜烂发生在皮脂溢出的部位，黏膜未受累，初步诊断红斑型天疱疮，但组织病理显示棘层松解发生在基底层上，所以修正诊断为寻常型天疱疮。

大疱性类天疱疮多见于老年人，皮损为厚壁、紧张的大疱，糜烂面较小、较少，容易愈合，尼氏征阴性，组织病理表现为表皮下水疱，疱内及疱下真皮内可见嗜酸性粒细胞浸润，直接免疫荧光见基底膜带状 IgG 沉积，间接免疫荧光见抗基底膜带抗体。急性湿疹皮损初起为多数密集的粟粒大小的丘疹、丘疱疹或小水疱，皮疹基底潮红，逐渐融合成片，搔抓后可出现明显的点状渗出及小糜烂面。

天疱疮是累及皮肤及黏膜的一组自身免疫性大疱性疾病。天疱疮主要分为 3 种类型：寻常型天疱疮、落叶型天疱疮和副肿瘤性天疱疮。寻常型天疱疮约占所有天疱疮的 70%。

天疱疮常见病因：天疱疮的抗原主要在桥粒，桥粒的细胞间成分主要含有两种跨膜蛋白，分别是 130 kDa 桥粒芯蛋白 3（desmoglein 3，Dsg3）和 160 kDa 桥粒芯蛋白 1（desmoglein 1，Dsg1），寻常型天疱疮自身抗原以 Dsg3 为主。天疱疮基本的病理生理过程是抗体抑制了桥粒芯蛋白的黏附功能，使角质形成细胞间的黏附丧失，最后导致水疱形成。

天疱疮的治疗：系统应用皮质激素是治疗天疱疮的最有效手段，应尽量做到及时治疗，足量控制，正确减量，最小量维持。系统皮质激素治疗通常以泼尼松为计算标准。通过临床表现来评价疗效，如每天新发水疱数量、皮疹愈合速度，然后根据疗效逐渐减量。

病例点评

根据躯干部红斑、水疱、糜烂、结痂，尼氏征阳性，皮肤组织病理基底上方的棘层细胞松解，出现裂隙、水疱，疱内少量棘层松解细胞以及间接免疫荧光表皮细胞间 IgG 阳性，该病例诊断寻常型天疱疮明确。临床上遇到红斑、水疱患者，要提高警惕，及时取病理。对于自身免疫性大疱性皮肤病力求做到早诊断，早治疗，规律服药，长期随访。

参考文献

1. 朱学骏，王宝玺，孙建方 . 皮肤病学 [M]. 北京：北京大学医学出版社，2015：525-538.

2. 沈旭成，张怡，叶兴东，等 . 天疱疮治疗的研究进展 [J]. 皮肤性病诊疗学杂志，2018，25（6）：373-376.

（宋映雪）

病例10　环状肉芽肿

病历摘要

【基本信息】

患者，女，41岁。因"右足背皮疹半年，左膝内侧皮疹4月余"就诊。患者于半年前无明显诱因出现右足背皮疹，无瘙痒及疼痛，4个月前左膝内侧出现类似皮疹。发病以来无发热，无咳嗽咳痰，无腹痛，精神食欲好，大小便正常。

既往史：无传染病史，无外伤手术史，无过敏史，无高血压和糖尿病等慢性疾病史。

【皮肤科查体】

生命体征平稳，右侧足背可见数十个淡红色光滑、质硬小丘疹，互相融合或紧密排列成直径4 cm左右环状，中心消退，无脱屑（图10-1），左膝内侧可见类似皮疹，排列呈直径3 cm环状。黏膜未见皮疹。

【辅助检查】

组织病理见表皮基本正常。病理改变主要在真皮中部，中心为渐进性坏死灶，呈圆形，胶原纤维不完全变性，病灶边界不清，周围有淋巴细胞、组织细胞和成纤维细胞，呈栅状排列（图10-2）。

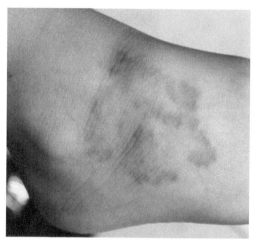

右侧足背可见数十个淡红色光滑、质硬小丘疹，互相融合或紧密排列呈直径 4 cm 左
右环状，中心消退，无脱屑。

图 10-1　足部检查

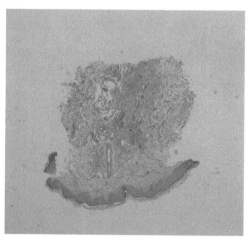

真皮中部，呈中心为渐进性坏死灶，呈圆形，胶原纤维不完全变性，病灶边界不
清，周围有淋巴细胞、组织细胞和成纤维细胞，呈栅状排列（HE 染色 ×40）。

图 10-2　病理表现

【诊断及诊断依据】

诊断：环状肉芽肿。

诊断依据：患者为中青年女性，下肢皮疹半年，皮疹散在分布，主要表现为坚实的小丘疹，排列紧密呈环状，中央消退，皮疹组织病理检查显示典型的栅栏状肉芽肿，伴局灶性胶原纤维变性。

【治疗】

患者就诊后完善相关检查，诊断明确，鉴于患者皮损局限，给予强效糖皮质激素软膏外用，门诊随访，1个月后皮损显著消退。

病例分析

该患者是中青年女性，下肢慢性丘疹样坚实皮疹，排列呈环状，无明显瘙痒疼痛，诊断首先考虑体癣、环状肉芽肿，但需要和扁平苔藓、类脂质渐进性坏死、亚急性皮肤型红斑狼疮相鉴别。体癣皮疹可表现为红斑、丘疹、水疱等损伤，继之脱屑，常呈环状，真菌镜检阳性。扁平苔藓主要表现为多角形紫红色扁平小丘疹，瘙痒，组织病理表现为表皮角化过度，颗粒层楔形增厚，棘层不规则肥厚，基底细胞液化变性，真皮上部以淋巴细胞为主的带状浸润。类脂质渐进性坏死好发部位是胫部，表现为橘黄色斑块，皮肤萎缩和毛细血管扩张，明显纤维化的硬皮病样外观，组织病理表现是胶原纤维广泛变性，病变位置较深，达真皮中下层，有类脂质沉积等可帮助鉴别。通过病史、临床表现、组织病理患者诊断环状肉芽肿明确。亚急性皮肤型红斑狼疮皮疹表面附有黏着性鳞屑，好发于暴露部位，如双颊、鼻部、口唇、头皮、耳轮等处，病理表现为表皮角化过度、毛囊口及汗孔角栓、颗粒层增厚、棘层萎缩、表皮突变平、基底细胞液化变性、真皮乳头层水肿、毛细血管扩张及红细胞溢出，真皮血管及附属器周围以淋巴细胞为主的灶性浸润。

环状肉芽肿是以环状丘疹或结节性损伤为特征的慢性良性自限性皮肤疾病，病变主要发生在真皮和皮下组织，组织病理主要可见灶性胶原纤维变性及栅栏状肉芽肿形成。好发于儿童和青年，女性较男性多见。病因不明，与遗传、病毒感染、免疫因素、系统性疾病等多种因素有关。有多种临床类型，如局限型、泛发型、穿通型等。治疗环状肉芽肿的方法有很多种，包括外用药、系统用药、物理治疗、手术等，由于该病有自限性与复发特点，并且临床研究多为回顾性研究及病例报道，缺少大规模随机对照研究，因此没有确切有效的治疗方法。环状肉芽肿有良性、自限性的特点，对皮疹局限并且无症状患者可采用临床观察方法，外用糖皮质激素是一线治疗方案，系统治疗仅适用于严重患者。

📋 病例点评

该患者临床表现为慢性下肢环状丘疹性损伤，无瘙痒疼痛，经组织病理检查确诊为环状肉芽肿。诊断时需要和表现为环状皮疹的疾病相鉴别，如体癣、皮肤型红斑狼疮等。组织病理有特征表现有助于诊断。无明显临床症状病情轻微者可不治疗，若患者因瘙痒等症状或出于美观等原因治疗时，通常给予局部外用或皮损内注射糖皮质激素。

笔记

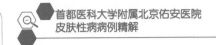
参考文献

1. 朱学骏，王宝玺，孙建方 . 皮肤病学 [M]. 北京：北京大学医学出版社，2015：525-538.

2. 王逸飞，缪秋菊，徐秀莲，等 . 环状肉芽肿发病机制与治疗研究进展 [J]. 中国麻风皮肤病杂志，2019，35（1）：57-60.

（宋映雪）

笔记

病例 11　硬化性苔藓

病历摘要

【基本信息】

患者，男，56 岁。因"左颈部皮疹 10 余年，伴瘙痒"入院。患者于 10 年前无明显诱因出现左颈部白色皮疹，伴瘙痒，逐渐增大。

【皮肤科查体】

生命体征平稳。左颈部可见大小约 5 cm×8 cm 的白色斑块，边界清楚，质硬（图 11-1）。

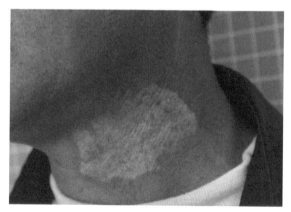

左颈部可见大小 5 cm×8 cm 的白色斑块，边界清楚，质硬。

图 11-1　皮肤科查体

【辅助检查】

组织病理见角化过度伴角栓，棘细胞层萎缩伴基底细胞水肿、液化、表皮突消失，真皮浅层胶原纤维水肿和均质化，真皮中部炎细胞浸润，呈带状，以淋巴细胞为主，毛细血管和淋巴管扩张（图 11-2）。

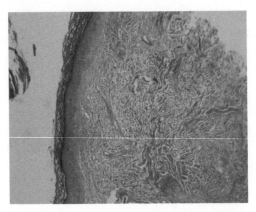

棘细胞层萎缩伴基底细胞水肿、液化，表皮突消失，真皮浅层胶原纤维水肿和均质化，真皮中部炎细胞浸润，呈带状，以淋巴细胞为主（HE 染色 ×100）。

图 11-2　病理表现

【诊断】

硬化性苔藓。

【治疗】

外用糠酸莫米松乳膏后皮损明显改善。

病例分析

　　该患者表现为慢性皮肤白色斑块，质硬，边界清楚，需要考虑硬化性苔藓、萎缩性扁平苔藓、硬斑病、斑状萎缩、白癜风等。萎缩性扁平苔藓皮损初期表现为紫红色扁平丘疹，中央逐渐萎缩可呈淡白色，外周可见紫红色扁平小丘疹。病理变化可有助于鉴别。硬斑病皮损表现为边界清楚的斑状或点滴状水肿性硬肿斑，边缘见紫红晕，中心呈黄白色。硬斑病与硬化性苔藓可在某些时候重叠或共存，毛囊角栓是最好的识别方法。硬化性苔藓患者，应检查除躯干外，生殖器和肛门是否受累，外阴是硬化性苔藓最好发的部位。斑状萎缩患者躯干上部可见淡蓝白色萎缩性斑片，稍稍隆起，触摸时有疝孔样感觉。白癜风皮损仅表现为色素脱失斑，乳白色，没有萎缩和硬化。

根据典型的皮损为瓷白色斑块，质地坚实，结合病理变化等可明确诊断该患者为硬化性苔藓。

硬化性苔藓又称为硬化萎缩性苔藓，是病因未明确的慢性炎症性皮肤黏膜疾病，临床特征为边界清楚的瓷白色硬化性丘疹和斑块，病程晚期可形成白色萎缩斑，好发部位是女性外阴和男性阴茎包皮。皮损也可单独或同时出现在外生殖器和生殖器之外部位。该病是一种少见病，以女性多见。

【硬化性苔藓常见病因】

病因尚不明确，目前认为主要与下列因素有关。

（1）免疫学说：约20%的患者至少有一种自身免疫性疾病，如斑秃、白癜风、甲状腺疾病等，很大比例患者有组织特异性循环自身抗体。皮损组织中有大量以 $CD4^+$ 和 $CD8^+T$ 淋巴细胞为主的细胞浸润，提示该病可能是与淋巴细胞介导的细胞免疫应答及体液免疫反应有关的自身免疫性疾病。

（2）遗传因素：大部分为散发病例，但家族发布也不少见，母子、母女和兄弟姐妹可同时患病，也见孪生姐妹同在外阴发病。

（3）内分泌因素：多见于绝经期前后女性，女孩患病者到青春期可自愈。有报道显示女性患者血清双氢睾酮、雄烯二酮

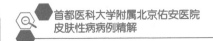

水平显著降低，游离睾酮显著升高，雌激素水平无变化。

（4）感染：发病前常有阴道炎、慢性包皮龟头炎的病史。

（5）代谢障碍：皮损成纤维细胞合成较多的胶原，胶原酶减少，成纤维细胞合成和分泌葡萄糖胺聚糖也明显增加，胶原合成异常可能在发病过程中起重要作用。

（6）其他因素：还有多种物理性及病理性刺激能诱发硬化性苔藓，如女性文胸吊带长期压迫部位、接种疫苗部位、局部外伤处等均可诱发该病。

【硬化性苔藓的治疗】

主要是对症处理，缓解症状，预防感染，防止局部皮肤发生解剖学改变或恶变。

（1）外用药治疗：①糖皮质激素是治疗硬化性萎缩的一线药物，常选用强效糖皮质激素霜或软膏，当治疗获得明显改善后可逐渐减少使用次数或改用较低效糖皮质激素。一般每日使用1次，治疗4周后改为隔日使用1次，再用4周后改为每周2次，夜间用药。如症状反复可再改为有效控制症状的剂量。不良反应是遗留萎缩斑、肤色改变和毛细血管扩张。②免疫抑制剂，如吡美莫司霜和他克莫司软膏外用效果较好，无明显不良反应，耐受性强，可以用于轻症病例，也可以作为长期维持治疗的药物。

（2）系统治疗：维生素A衍生物、抗生素类治疗有效。

（3）物理治疗：对外用药无效的皮损可以采取冷冻治疗。氨基酮戊酸光动力疗法治疗外阴硬化性苔藓安全有效。

（4）手术治疗：其他疗法无效的硬化性苔藓引起的包茎，

可做包皮环切术，累及尿道使尿道狭窄的可做尿道扩张术或尿道重建术，累及阴道造成阴道口狭窄的可做会阴部再造术。

病例点评

该病例患者为中老年男性，颈部慢性皮疹，典型的白色斑块，表面硬化，结合病理表现基底细胞液化变性，真皮浅层均质化，真皮中下层有致密淋巴细胞浸润，诊断硬化性萎缩明确。硬化性萎缩比较少见，病因尚不明确，以绝经前后女性为主，可见于全身任何部位，以外阴及肛门受累较为多见。该患者为男性，皮损在生殖器部位以外，慢性病程，有很典型的临床表现和病理表现，有助于临床进一步加深对硬化性萎缩的认知。该病外用糖皮质激素治疗效果很好，很大程度上改善了患者症状。严重病例可以考虑光动力治疗。

参考文献

1. 朱学骏，王宝玺，孙建方 . 皮肤病学 [M]. 北京：北京大学医学出版社，2015：1812-1818.

2. 陈静，李振鲁，朱雪峰，等 . 氨基酮戊酸光动力疗法治疗硬化萎缩性苔藓的疗效观察 [J]. 中华皮肤科杂志，2014，47（6）：433-434.

（宋映雪）

病例 12　化脓性汗腺炎

病历摘要

【基本信息】

患者，男，56岁。因"右臀部肿块、溃疡反复不愈合5年余，伴疼痛"入院。5年前无明显诱因右侧臀部出现丘疹、肿块，逐渐增大、破溃流脓，伴有明显疼痛。曾自行口服抗生素及外用抗生素药膏，可好转，但停药后反复，遂来医院就诊。

既往史：青春期患重度痤疮。

个人史：每日吸烟30余支。

【皮肤科查体】

右侧臀部可见约10 cm×15 cm大小暗褐色斑块，表面多发绿豆至花生米大小、粉红色结节，部分破溃、窦道形成，挤压后可见脓性分泌物（图12-1）。

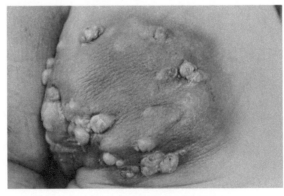

图 12-1　化脓性汗腺炎患者臀部皮疹

【辅助检查】

结核菌素试验（−），结核感染 T 细胞斑点试验（T-SPOT. TB）（−）。胸部 CT 检查未见异常，肝、胆、胰、脾 B 超未见异常。组织病理结果：表皮角化过度及角化不全，鳞状上皮增生，表皮突下延，真皮内见大量中性粒细胞浸润，毛细血管增生，血管内皮细胞增生、变性，浅层血管周围见大量浆细胞浸润，部分小血管周围见淋巴细胞、中性粒细胞浸润（图 12-2）。组织真菌培养结果（−）。

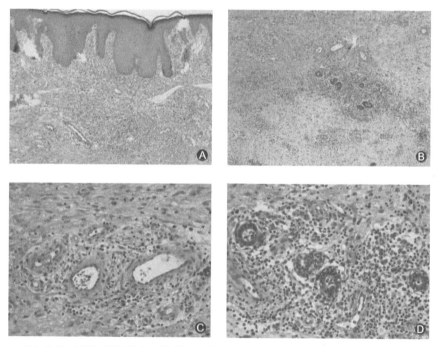

A. 表皮角化过度及角化不全，鳞状上皮增生，表皮突下延；B. 真皮内见大量中性粒细胞浸润；C. 真皮毛细血管增生，血管内皮细胞增生、变性；D. 浅层血管周围见大量浆细胞浸润，部分小血管周围见淋巴细胞、中性粒细胞浸润。

图 12-2　皮肤组织病理

【诊断】

化脓性汗腺炎。

【治疗】

门诊给予局部清创、换药，口服多西环素 0.1 g、每日 2 次，联合局部红光照射治疗，脓肿缩小，疼痛减轻，但对于已形成的较大瘢痕、窦道没有改善，故转至外院行局部手术切除，随访患者半年，尚无复发。

病例分析

该患者为中老年男性，慢性病程，臀部增生性斑块，有结节破溃，有窦道形成。临床上主要考虑两大类疾病，即感染性疾病和肿瘤。感染性疾病最常见的细菌感染，以金黄色葡萄球菌为主。另外，慢性感染性肉芽肿需要鉴别，特别是深部真菌病、皮肤结核。肿瘤性疾病，需要除外鳞状细胞癌和皮肤淋巴瘤的可能，发生在肛周附近的皮肤肿瘤也需要排除肠内肿瘤的转移。根据初步考虑，我们需完善一系列辅助检查。根据临床特点和相关检查，诊断该患者为化脓性汗腺炎。

化脓性汗腺炎（hidradenitis suppurativa，HS），临床又称为逆向性痤疮，是一种主要发生在乳房下、腹股沟、腋窝、臀部及肛周的、反复发生的以皮肤脓肿、窦道及瘢痕为主要表现的慢性炎症性疾病。一般以女性和青年患者居多，吸烟、肥胖、高脂血症和糖尿病等均是 HS 发病的危险因素。HS 的发病机制包括：①遗传因素，HS 发病具有一定的遗传因素，部分 HS 呈现常染色体显性遗传；②免疫因素，HS 可合并炎症性肠病（如 Crohn 病）、脊柱关节炎等自身免疫性疾病，有学者发现在 HS 患者病灶部位及周围皮肤存在 TNF-α 过表达，表达量与 HS 病情严重程度呈正相关；③其他因素，包括细菌感染、吸烟与肥胖等。HS 在临床上分三期：Ⅰ 期为单发或多发的孤立性脓肿，无窦道和瘢痕；Ⅱ 期为多发性脓肿，有窦道和瘢痕形成；Ⅲ 期为局部皮损有许多相通的窦道、脓肿和瘢痕，伴有炎症和慢性溢脓。该患者的临床表现以 Ⅲ 期为主，需要与瘰疬性皮肤结核相鉴别。瘰疬性皮肤结核是由于结核杆菌经局部淋巴结核、骨和关节结核蔓延到邻近皮肤形成底部破坏的溃疡或瘘管。表面有稀薄脓液不断流出，脓液培养有结核杆菌，皮肤结核菌素试验阳性。本例患者结核相关方面的检查均为阴性。瘰疬性皮肤结核的病理表现为典型的结核样肉芽肿，中央可见干酪样坏死。化脓性汗腺炎表现为真皮混合炎症细胞浸润，并伴有瘢痕形成。治疗上，临床医生需根据不同的分期给予相应的治疗手段，对于 Ⅰ～Ⅱ 期患者，以药物治疗为主，给予外用克林霉素联合口服抗炎药物，包括口服阿维 A、氨苯砜、秋水仙碱等。对于严重的 Ⅱ 期和 Ⅲ 期皮损，往往需要联合治疗，在炎症控制、皮损局限后采取外科根治术。近年来，大量的国外文献报道生物制剂，如阿达木单抗和英夫利昔单抗这两种不同的抗 TNF-α 单克隆抗体可以有效治疗严重的 HS 并改善患者的生活质量。由于价格昂贵，国内使用该类药物治疗 HS 的患者极少。另外，该病治疗后复发率高，很多患者情绪焦虑、压抑，不能坚持治疗。同时疼痛、皮损部位的臭味、瘢痕等，严重影响了患者的生活质量，这要求皮肤科医生注重患者的心理治疗，治疗过程中同时关注疼痛的管理，减轻患者痛苦。

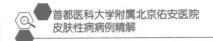

病例点评

　　本例患者为中老年男性，皮损表现为臀部的结节、脓肿、窦道，并伴有疼痛和溢脓，病程迁延，顽固难愈，患者青春期患有重度痤疮，符合化脓性汗腺炎的疾病特点。治疗方面体现了该病的分级治疗原则，对于正在发展中的脓肿，可以口服抗生素及异维 A 酸，而已经形成的瘢痕和窦道，可以依靠外科手术治疗，综合多种治疗方法，获得相对满意的临床疗效。

参考文献

1. 高敏，郑丽云，李玉玮，等 .52 例化脓性汗腺炎患者的临床特点及遗传异质性分析 [J]. 中国现代医学杂志，2019，29（07）：121-124.

（宋冰冰）

病例 13　发疹性黄瘤

病历摘要

【基本信息】

患者，男，32 岁。因"发现肘部、膝盖皮疹 2 月余，偶有瘙痒"就诊。患者于 2 个月前发现双膝关节处出现数个红色皮疹，初起时偶有瘙痒，未予处理，皮疹无明显消退。后皮疹逐渐增多，双膝关节及双肘关节出现多发的、孤立的黄红色皮疹，患者遂来医院就诊。

既往史：糖尿病、脂肪肝病史，体型微胖，喜高脂饮食。无药物、食物过敏史。无冶游史。家族史不详。

【体格检查】

一般情况可，心、肺、腹物理检查无异常发现。

【皮肤科查体】

双膝、双肘关节可见数十个孤立的黄红色粟粒至绿豆大小丘疹、结节，部分结节呈分叶状，表面光滑，无凹陷，质中等（图 13-1）。

【辅助检查】

总胆固醇 9.99 mmol/L，三酰甘油 15.16 mmol/L。皮肤病理结果：表皮大致正常，真皮内可见大量组织细胞浸润，见较多泡沫细胞，未见 Touton 多核巨细胞（图 13-2）。

笔记

61

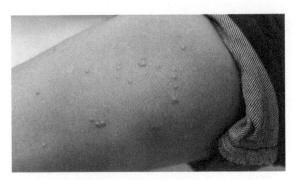

右侧膝关节处多发孤立绿豆大小黄红色丘疹。

图 13-1　皮肤检查

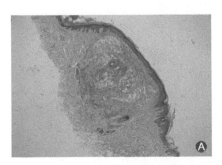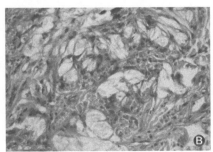

A. 低倍镜下可见真皮内肉芽肿样改变（HE 染色 ×40）；B. 高倍镜下可见真皮内的
泡沫样细胞（HE 染色 ×400）。

图 13-2　发疹性黄瘤病理改变

【诊断及诊断依据】

诊断：发疹性黄瘤。

诊断依据：患者为青年男性，亚急性病程，有糖尿病、脂肪肝病史，总胆固醇 9.99 mmol/L，三酰甘油 15.16 mmol/L。皮损的特点为：肘膝关节伸侧多发的黄红色小结节，表面光滑，部分结节呈分叶状。皮损病理提示真皮内大量组织细胞及泡沫细胞浸润，结合临床及病理特点予以诊断。

【治疗】

纠正原发病。目前未给予物理治疗。

病例分析

　　患者为青年男性，既往有糖尿病、脂肪肝病史，主要皮损为双膝、双肘部出现黄红色孤立散在的丘疹、结节，根据皮损特点首先考虑到黄色瘤及组织细胞增生性疾病中的播散性黄瘤、幼年黄色肉芽肿。我们进行皮肤活检组织病理发现，表皮大致正常，真皮内可见大量组织细胞浸润，见较多泡沫细胞，结合患者三酰甘油及总胆固醇异常升高，总胆固醇9.99 mmol/L，三酰甘油15.16 mmol/L，最终诊断为发疹性黄瘤。

　　黄瘤病是一种由真皮、皮下组织及肌腱中含脂质的组织细胞聚集而形成的棕黄色或橘黄色皮肤肿瘤样病变，包括扁平黄瘤、腱黄瘤、结节性黄瘤、发疹性黄瘤等多种类型。在皮损的同时，基本都伴有脂代谢异常，表现为胆固醇或三酰甘油的异常升高。每种黄瘤各有其不同皮损特点。发疹性黄瘤典型皮疹是黄红色丘疹或小结节，有炎症和融合倾向，常发生于肘膝关节伸侧。该病常与家族性异常 β 脂蛋白血症、家族性高胆固醇血症及一些继发性高脂血症有关，而且发生动脉粥样硬化的风险很高。

　　除了黄色瘤这一类疾病之外，组织细胞增生性疾病中的幼年黄色肉芽肿和播散性黄瘤需要鉴别。①幼年黄色肉芽肿：婴幼儿起病，一到两岁内可自愈，实验室检查脂蛋白正常。病理表现为大量组织细胞浸润，可见肉芽肿样改变及 Touton 巨细胞。②播散性黄瘤：目前认为是非朗格汉斯组织细胞增生症的一种良性形式，主要发生于成年人，皮损为黄、红棕色或棕黑色丘疹或结节，数量较多，分散或集簇分布。好发于间擦部

笔记

位，主要为腋下、颈、肘窝，亦可侵及黏膜，如口腔、咽、支气管黏膜部位，有时可引起吞咽及呼吸困难，甚至窒息，偶有损伤侵及结膜。约39%的患者侵犯脑垂体而出现尿崩症，但症状较轻。血脂水平基本正常。慢性病程，数年后可消退。

病例点评

发疹性黄瘤在临床中并不常见，本例患者为青年男性，皮疹发生于双膝、双肘关节伸侧，为黄红色绿豆至黄豆大小丘疹，丘疹周围可见红晕，无明显痛痒，临床提示可能为黄瘤病或组织细胞增生性疾病，行病理活检后，可见真皮内泡沫样组织细胞及淋巴细胞，未见 Touton 多核巨细胞。血脂显示，总胆固醇及三酰甘油异常升高。结合临床和病理，最终诊断为发疹性黄瘤。该病的发生常与血脂异常升高相关，发生动脉粥样硬化的风险增高。

参考文献

1. 冉艺，屈晓莺，张晶，等.发疹性黄瘤1例[J].临床皮肤科杂志，2018，47（07）：436-438.

2. 吴超，王涛，晋红中，等.发疹性黄瘤2例[J].中国皮肤性病学杂志，2016，30（10）：1050-1053.

3. 李文字，韦高.发疹性黄瘤病并发高脂血症及糖尿病1例[J].广西医科大学学报，2016，33（01）：182-183.

（翁文佳）

病例 14　女阴丘疹样棘层松解性角化不良

病历摘要

【基本信息】

患者，女，48 岁。因"外阴红色皮疹伴瘙痒半年余，缓慢增多"入院。半年前，患者无意中发现大阴唇出现红色外生性皮疹，簇集性分布，部分融合，伴有瘙痒，自用皮炎平无好转。

既往史：4 年前曾患外阴尖锐湿疣，后已治愈。家族史不详。

【体格检查】

一般情况可，心、肺、腹部物理检查无异常发现。

【皮肤科查体】

右侧腹股沟及大阴唇可见多发群集分布的绿豆至黄豆大小粉红色丘疹，部分融合呈斑块，表面粗糙；腹股沟皮肤可见皲裂，轻微出血，未见水疱（图 14-1）。

【辅助检查】

醋酸白试验（－），梅毒螺旋体明胶凝集试验（－）。皮肤组织病理示：表皮角化过度，棘层增厚，皮突不规则延长，棘层中央可见多处裂隙，裂隙内可见单个或粘连成片的棘层松解细胞，真皮浅层血管扩张，少量淋巴细胞浸润（图 14-2）。

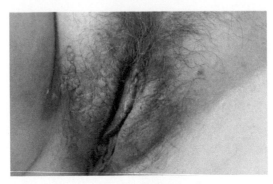

右侧腹股沟及大阴唇粉红色丘疹，表面粗糙，簇集分布，部分融合。
图 14-1　皮肤科查体

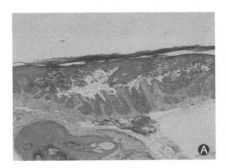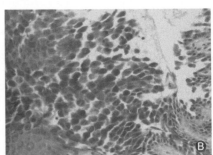

A. 角化过度，棘层增厚，棘层可见裂隙，裂隙中可见棘层松解细胞（HE 染色
×100）；B. 棘层中多量棘层松解细胞（HE 染色 ×400）。
图 14-2　女阴丘疹样棘层松解性角化不良组织病理表现

【诊断及诊断依据】

诊断：女阴丘疹样棘层松解性角化不良。

诊断依据：该病皮肤活检病理提示角化过度，棘层增厚，棘层可见裂隙，裂隙中可见棘层松解细胞，结合临床表现可诊断。

【治疗】

该病尚无特效治疗方法，本例患者应用激光祛除增生皮

损，夫西地酸乳膏每日 2 次防止继发感染，伤口恢复后外用维
A 酸乳膏每日 1 次维持治疗，保持局部干燥透气，长期用药皮
损可缓解，但容易复发。建议定期随访。

病例分析

　　本例患者皮损发生于外阴，既往有尖锐湿疣病史，但体检
时未发现典型的尖锐湿疣皮损，因此行皮肤活检，组织病理可
以见到多量棘层松解性细胞，结合临床，最终诊断为女阴丘疹
样棘层松解性角化不良。

　　棘层松解性角化不良属于病理诊断，可以见于多种皮肤
病，如毛囊角化病、家族性慢性良性天疱疮、疣状角化不良
瘤、暂时性棘层松解性皮肤病等，均可表现为角化过度、角化
不全、棘层增厚、棘层松解及角化不良。但以上这些疾病与该
病的临床表现仍有区别，如家族性良性天疱疮和毛囊角化病患
者均有阳性家族史，并且在身体其他部位有特征性皮损。家族
性良性天疱疮主要表现为水疱或大疱，疱破裂后有糜烂、结
痂，可表现为扁平湿润的增生性改变，好发于腋下、腹股沟、
外阴、股部等间擦部位。毛囊角化病往往在儿童期初发，表现
为丘疹及增生性疣状斑块，上覆油腻性灰黑色痂，多见于腋
下、臀部及会阴等间擦、多汗部位。疣状角化不良瘤的组织病
理表现为一个充满角质的扩张囊腔，常与毛囊相连，深层表皮
伴有棘层松解性角化不良，其皮损好发于光暴露部位，多为孤
立的丘疹和结节，中央有脐凹，表面覆鳞屑，临床容易鉴别。
暂时性棘层松解性皮肤病也可具有类似家族性良性天疱疮和毛

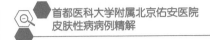

囊角化病的组织病理特点，但常伴有明显的海绵水肿，皮损包括红斑、水疱、丘疹和湿疹样斑块等多种损伤，常位于躯干、颈部和近侧肢端，病程多呈一过性。综上所述，根据女阴丘疹样棘层松解性角化不良所具有的独特临床和组织病理学特点，临床上可以明确诊断。

该病的病因及发病机制尚不明确，多发于中年或青年女性，少见于男性。查阅文献，仅几例发生于男性，且发生于男性者多见于外生殖器部位。

女阴丘疹样棘层松解性角化不良于 1984 年 Chorzelski 等首次报道，随后又有学者陆续报道了发生在女性会阴、大腿及男性外生殖器等部位有类似组织病理改变的患者。因此，该病又称为生殖器部位的棘层松解性皮肤病。

病例点评

该病临床较少见，容易漏诊误诊。本例患者既往曾有尖锐湿疣病史，此次发病外阴部的皮损也有乳头瘤样增生的表现，临床容易首先诊断为尖锐湿疣复发或者再感染。但病理检查显示，具有棘层松解及角化不良细胞，结合既往文献报道，临床最终诊断为女阴丘疹样棘层松解性角化不良。这也提示我们临床医生，临床上遇到皮损不典型的病例需要及时进行活体组织病理检查，即使病理不能给出明确的诊断，也会给我们的诊断提供线索。

参考文献

1. 肖学敏，李诚让，王宝玺，等.生殖器丘疹样棘层松解性皮病一例 [J].中华皮肤科杂志，2014，47（9）：662.

2. 孙健，SHRESTMR P.女阴丘疹样棘层松解性角化不良 1 例 [J].中国皮肤性病学杂志，2014，28（5）：511-512.

（翁文佳）

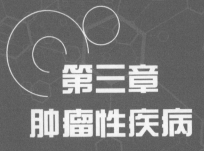

第三章
肿瘤性疾病

病例 15　深部穿通性痣

病历摘要

【基本信息】

患者，女，31岁。因"左臀部蓝黑色结节10余年，无自觉症状"就诊。患者于10余年前，左臀部出现一灰蓝色丘疹，缓慢增大，局部无破溃、无不适，未予治疗，为进一步诊疗来我院。

既往史：体健。

【体格检查】

一般情况可，系统检查未见明显异常，全身浅表淋巴结未触及肿大。

【皮肤科查体】

左臀部可见一黄豆大小的蓝黑色结节，颜色均一，边界清，表面光滑，质中，无触痛（图 15-1）。

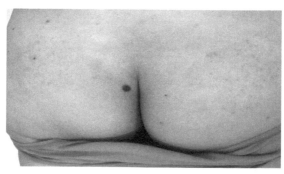

左臀部黄豆大小、颜色均一的蓝黑色结节，表面光滑。

图 15-1　皮肤科查体

【辅助检查】

皮肤镜下肿物显示为均质无结构的蓝黑色（图 15-2）。

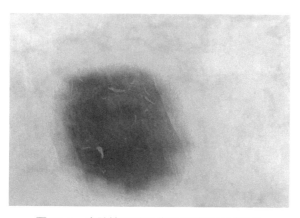

图 15-2　皮肤镜下呈现均质无结构的蓝黑色

皮损组织病理示：（臀部）表皮大致正常，真皮中下部可见自上而下分布的楔形肿瘤团块，基底上部较宽，与皮肤表面平行，深部锥形损伤沿血管、神经、毛囊和汗腺向下穿透深达真皮深部。肿瘤团块由梭形及上皮样细胞组成，内有大量色素颗粒，肿瘤细胞无明显异形性（图15-3）。

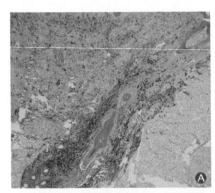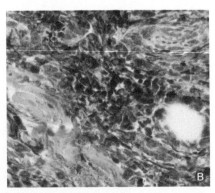

A. 真皮中下部可见自上而下楔形分布的肿瘤团块，锥形损伤沿血管、神经、毛囊和汗腺向下穿透深达真皮深部（HE 染色 ×40）；B.肿瘤团块由梭形及上皮样细胞组成，内有大量色素颗粒，无明显异形性（HE 染色 ×400）。

图 15-3　深部穿通性痣患者臀部皮损组织病理

【诊断】

深部穿通性痣。

【治疗】

手术完整切除术后随访 2 年无复发。

🗒 **病例分析**

深部穿通性痣（deep penetrating nevus，DPN）由 Seab 等于 1989 年首次报道，国外至今陆续报道了近 400 例。国内马东来等于 2010 年首次报道了发生于右手腕及骶尾部的 2 例患

笔记

者，常建民等于 2017 年报道了发生于右手背者 1 例。DPN 临床上较少见，好发于中青年女性，少数患者出生时即有。该病多发生于面部、躯干及四肢近端，也有发生于掌跖及黏膜的报道，临床上表现多为轻度隆起的蓝色或黑色丘疹或结节，直径通常＜1 cm，常为单发，也可多发呈线状分布。通常无症状，个别有疼痛感或局部感觉迟钝。

本例患者是 1 例发生于臀部的后天获得性 DPN，不属于 DPN 好发部位，但既往文献也有类似报道。皮损皮肤镜下表现为均质无结构的蓝黑色，与蓝痣皮肤镜表现类似，但与黑色素瘤的皮肤镜表现有明显不同。DPN 皮肤镜下表现目前仍缺乏共识，既往一些个案报道表现为均质性、多彩性，因此其诊断仍主要依靠组织病理特征。DPN 组织病理示皮损呈楔形位于真皮，深部锥形损伤可深达真皮下部的网状层或皮下脂肪是其特征性表现，真皮上部的黑色素细胞较小，排列与皮肤表面平行，真皮深部的黑色素细胞多为梭形，并沿血管、神经、毛囊和汗腺等附属器结构呈丛状分布，少数有异型性，免疫组化示痣细胞 S-100 及 HMB-45 表达强阳性。

DPN 很少出现转移和恶变。既往有淋巴结转移的报道，但有学者认为其最初的诊断是黑色素瘤的可能性较大，属于误诊范畴。该病单纯切除后很少出现复发，既往报道切除后复发的病例可能与切除不彻底有关。

病例点评

本病在临床上容易误诊为蓝痣，又因皮损多为后天获得、

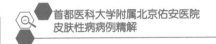
颜色较深，临床及病理均模仿黑色素瘤的模式，因此要与二者相鉴别。普通型蓝痣常发生于手足伸侧、面部、头皮，由梭形或树突状的黑色素细胞组成，多与表皮平行，聚集于真皮中上部，并伴有胶原增生。细胞型蓝痣最常累及臀部、骶尾部、头皮，由含较多色素颗粒的树枝状黑色素细胞组成，很少或缺乏色素颗粒。黑色素瘤和 DPN 均表达 S-100 及 HMB-45 阳性，目前无合适的免疫组化标志物应用于临床区分二者，HE 染色有助于鉴别诊断，DPN 皮损呈对称性，边界清楚，非侵袭性生长，细胞异型性及病理性核分裂不如黑色素瘤明显。此外，黑色素瘤在皮肤镜下多表现为不对称、不规则网状模式、蓝白结构，此特征有助于鉴别诊断。

参考文献

1. 常建民，刘琬，高小曼. 深部穿通性痣 [J]. 临床皮肤科杂志，2017，46（8）：539-540.

2. BENDER R P, MCGINNISS M J, ESMAY P, et al. Identification of HRAS mutations and absence of GNAQ or GNA11 mutations in deep penetrating nevi[J]. Mod Pathol，2013，26（10）：1320-1328.

3. VERONESE F, CELASCO M, MELI F, et al. Deep penetrating nevus of the plantar surface： report of a case with dermatoscopic features [J]. J Dtsch Dermatol Ges，2016，14（5）：517-518.

4. LAUREN S, MARYANNE M S, MARIKO Y, et al. The deep penetrating nevus [J]. J Am Acad Dermatol，2014，71（6）：1234-1240.

（李娟）

病例 16　阴茎亲吻痣

📋 病历摘要

【基本信息】

患者，男，30 岁。因"阴茎背侧冠状沟起皮疹 8 年，逐渐增大，无自觉症状"入院。患者于 8 年前无意间发现冠状沟出现一绿豆大小的暗红色皮疹，无自觉症状，自诉无外伤史，自行应用莫匹罗星软膏及复方醋酸地塞米松乳膏未见明显消退，后未予特殊处理。近期皮疹缓慢增大至蚕豆大小，仍无瘙痒、疼痛等自觉症状，自行应用派瑞松乳膏皮疹仍无明显变化，遂来医院就诊。自发病来，患者无发热，局部无破溃。

既往史：既往体健，无高血压、糖尿病等；无药物、食物过敏史；无冶游史；家族史不详。

【体格检查】

一般情况可，心、肺、腹部物理检查无异常发现。

【皮肤科查体】

阴茎背侧冠状沟可见边界清晰的垂直于冠状沟大小约 0.5 cm×1 cm 的淡褐色椭圆形斑疹，表面光滑，边缘无隆起，无脱屑，无水疱，无浸润。腹股沟淋巴结无肿大（图 16-1）。

【辅助检查】

皮肤病理见表皮大致正常，真表皮交界及真皮浅层可见淡染的小圆细胞组成的细胞巢，基底层及真皮浅层可见多量色素，病理符合混合痣（图 16-2）。

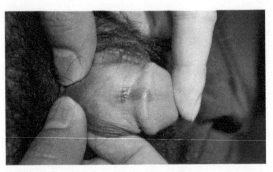

阴茎冠状沟可见边界清晰的 0.5 cm×1 cm 大小的淡褐色椭圆形斑疹，表面光滑。

图 16-1　皮肤科查体

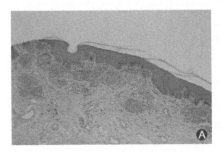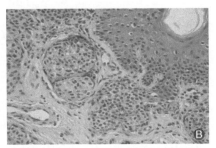

A. 真表皮交界及真皮内可见痣细胞巢及黑色素颗粒（HE 染色 ×100）；B. 基底层及真皮浅层可见胞浆淡染的痣细胞巢及黑色素颗粒（HE 染色 ×400）。

图 16-2　皮损处的组织病理表现

【诊断及诊断依据】

诊断：阴茎亲吻痣。

诊断依据：皮损特点为慢性病程，淡褐色，以冠状沟为轴心对称分布，皮肤组织病理考虑混合痣，结合临床及组织病理学特点最终诊断。

【治疗】

本例患者病理明确后建议其定期观察，未予特殊治疗。

病例分析

好发于龟头的慢性淡红斑主要考虑有扁平苔藓、银屑病、基底细胞癌、黏膜类天疱疮等。根据临床表现及病史，无法确定诊断，因此，与患者沟通后进行活检组织病理诊断，最终确定为发生于冠状沟，以冠状沟为中心对称分布的混合痣，查阅文献及会诊最终诊断为亲吻痣，为一种分裂痣。

亲吻痣，也称为分裂痣，是一种少见的色素痣类型，因只出现在胚胎期器官形成过程中的分离部位而命名。目前临床所见分裂痣以眼睑分裂痣居多，1998 年报道了首例位于阴茎的分裂痣，随后国内外陆续出现有关此病例的零星报道，但均以个案居多。目前，英文文献报道有 20 余例，大部分是成人病例，儿童病例较少。阴茎分裂痣多发生于白种人和亚洲人群当中，是一种发生于阴茎包皮及龟头的皮肤色素痣，在阴茎勃起时皮损以冠状沟为界分为两个大小、形态相似的"镜像痣"，静息状态时两颗痣又互相吻合成一块完整的病变，且两颗痣可各自独立生长。

阴茎分裂痣的发生机制尚不清楚。有学者认为，阴茎分裂痣原本是单一整体病变，随着胚胎期外生殖器的发育而逐渐分裂。在孕期第 11 ～第 14 周时，腺上皮内陷形成尿道，包皮上皮基板内陷分离形成阴茎头和包皮。Derruelles 认为在完成包皮上皮基板内陷之前，成黑色素细胞已迁移至此形成痣，随着阴茎头与包皮分离继而一分为二，各自继续独立生长；但 Kono 认为黑色素细胞的迁移现象发生在孕 12 周，即胚胎期阴

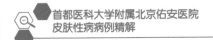

茎头和包皮分离后不久。两位学者的分歧在于成黑色素细胞迁移的时间节点不同，即阴茎分裂痣在胚胎期曾是单一整体病变还是两个各自独立的病变。多数情况下，包皮上皮基板内陷背侧先于腹侧，因此，分裂痣常位于阴茎背侧面，本例患者与既往报道的相似，分裂痣亦是位于阴茎背侧面。

阴茎恶性黑色素瘤发病率较低，且阴茎分裂痣鲜有恶变的报道，在所有阴茎原发恶性病变中的占比不足 2%。其中，55% 恶性黑色素瘤发生在阴茎头，28% 位于包皮，起病于阴茎体和尿道口的分别占 9% 和 8%，病例报告显示 60 ~ 70 岁是其高发的年龄阶段。对于阴茎分裂痣的治疗，目前大多数学者认为，对于有色人种建议采用手术切除。手术切除深度应达皮下组织，切除范围超过病灶边缘的 2 ~ 3 mm，以达到完全根治的目的。本例患者拒绝切除，嘱其定期复查。

病例点评

本病最终的诊断与初步诊断大相径庭，病理符合混合痣改变；反过来，结合临床发现患者的皮损为位于阴茎包皮及龟头的两个形态相似的色素斑，以冠状沟为界线，外观如"镜像"，最终我们诊断为分裂痣，这也提示我们病理活检对诊断疾病的重要性。

参考文献

1. 王学军，唐耘熳，陈绍基，等 . 包皮内板游离移植技术在儿童阴茎分裂痣中的应用 [J]. 中华男科学杂志，2018，24（12）：1106-1110.

2. 杨玲，戴荣琴，徐文浒，等 . 阴茎分裂痣 1 例 [J]. 皮肤病与性病学杂志，2014，36（5）：298.

3. 南海峰，董国英，刘杰，等 . 阴茎分裂痣 [J]. 临床皮肤科杂志，2014，43（3）：169.

（翁文佳）

病例 17 浅表性淋巴管畸形

病历摘要

【基本信息】

患者，女，54 岁。因"腹部水疱 20 年，无自觉症状"就诊。患者于 20 年前无明显诱因腹部出现数个米粒大小水疱，不痛不痒，皮疹逐渐增多、增大，夏天时部分水疱变为红色，冬天时红色消失疱液减少。就诊于当地医院，行局部水疱切除治疗数月后再次复发，为进一步诊疗来我院。自发病以来，患者无发热，局部无破溃。

既往史：既往体健，无高血压、糖尿病等；无药物、食物过敏史；无冶游史；否认家族中有类似患者。

【皮肤科查体】

腹部见群集性粟粒至绿豆大小张力性水疱，疱壁厚，水疱呈半透明乳白色或淡黄色，表面光滑发亮，如蛙卵状外观，部分水疱呈血性。基底为正常皮肤，无红晕（图 17-1）。

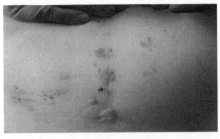

腹部群集性张力性粟粒至绿豆大小水疱，如蛙卵状外观。

图 17-1 皮肤科查体

【辅助检查】

皮损组织病理：表皮变薄，真皮浅层淋巴管增生扩张，管壁为内皮细胞，管腔内有凝固的淋巴液（图 17-2）。

【诊断】

浅表性淋巴管畸形。

【治疗】

患者未治疗，目前在观察随访中。

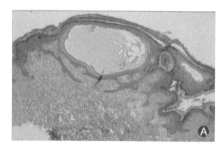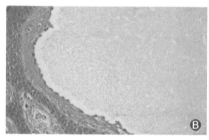

A. 真皮浅层淋巴管增生扩张，管腔内有凝固的淋巴液（HE 染色 ×100）；B. 管壁为内皮细胞（HE 染色 ×400）。

图 17-2　浅表性淋巴管畸形患者皮损组织病理表现

病例分析

本例患者为慢性病程，临床表现为多发成簇的小水疱，无疼痛等不适，手术后复发。易与其他成群的水疱性疾病鉴别，如单纯疱疹、带状疱疹、血管角皮瘤、疱疹样皮炎等，但由于本例患者水疱大部分呈半透明状，且基底无炎症，不符合上述疾病的特点，故行进一步组织病理检查。根据其皮损形态及组织病理可确诊为浅表性淋巴管畸形。

浅表性淋巴管畸形的起因多认为是淋巴管先天发育异常，

是指在胚胎发育过程中，淋巴囊与淋巴系统分离后过度增生、扩张及结构紊乱而形成的一种畸形结构，或由于某些原因引起淋巴液排泄障碍造成淋巴液潴留导致淋巴管扩张增生而形成。该病无家族性发病，大多发生于婴儿，也有一些病例到成年后才出现临床症状。皮疹好发于腋窝、肩胛、腹部、四肢近端和会阴等部位。该病一般不痛、不痒，无自觉症状。皮损主要表现为针帽至绿豆大小的水疱样损伤，散在分布，或呈线状排列，或群集成蛙卵状外观。水疱呈半透明乳白色或淡黄色，如有出血可呈淡红色、红色、蓝色或黑色。表面光滑发亮，部分表面呈疣状外观。水疱可因外伤或摩擦而破溃流出清亮无色的淋巴液。淋巴液溢出可继发感染。此外，亦有局部继发鳞状细胞癌的报道。组织病理表现为真皮浅层多个扩张的淋巴管，内衬以单层扁平内皮细胞，腔内可见凝固淋巴液。治疗上可采用冷冻、激光、硬化剂、手术等方法。MRI、放射性核素扫描和放射显像可显示病变范围，常用于皮损较深或怀疑表面皮损与深部淋巴池相通、单纯切除皮损术后可能复发的患者。

病例点评

本例患者病程 20 年余，成年后发病，根据其皮损形态及组织病理可确诊浅表性淋巴管畸形。浅表性淋巴管畸形临床上需与单纯疱疹、带状疱疹、血管角皮瘤、疱疹样皮炎等鉴别。组织病理检查有助于明确诊断。治疗上根据皮损部位、深浅、面积不同可采用冷冻、激光、硬化剂、手术等方法。

参考文献

1. KATSOULAS N，TOSIOS K I，ARGYRIS P，et al. Lymphangioma circumscriptum，angiokeratoma，or superficial vascular ectasia with epithelial hyperplasia?[J]. Oral Surg，Oral Med，Oral Pathol Oral Radiol，2014，118（2）：e53-e57.

（李娟）

病例 18 毛发平滑肌瘤

病历摘要

【基本信息】

患者，男，52 岁。因"面、胸部皮疹伴疼痛 2 年"就诊。
2 年前，患者发现胸部出现红色皮疹，偶觉疼痛。国外就诊，
考虑"瘢痕疙瘩"，未治疗。随后面部出现相同皮疹。自诉其
母有类似皮疹。

【皮肤科查体】

面部、胸部见四处孤立性黄豆大小红色丘疹，表面可见黄
色斑点，质硬韧（图 18-1）。皮疹轻压痛。

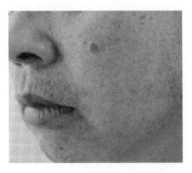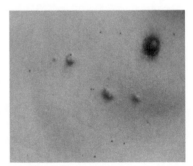

图 18-1　面部、胸部孤立性黄红色丘疹

【辅助检查】

皮肤组织病理（图 18-2）：（面部）表皮大致正常，上皮
突下延，真皮内可见成团梭形细胞，无包膜，条索状纵横交错
排列，束间有裂隙，瘤细胞无异型性，胞浆丰富、红染，核呈

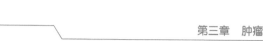

长形，两端钝圆，在横切面上，圆形核位于细胞中央，胞浆可见小空泡。Masson 三色染色示肿瘤细胞呈红色，真皮胶原纤维呈蓝色。免疫组织化学检查：平滑肌肌动蛋白阳性，结蛋白阳性，S100 阴性。

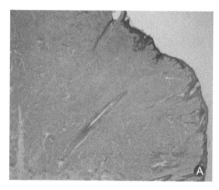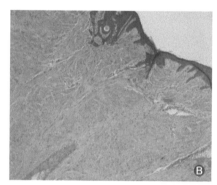

A. 表皮大致正常，上皮突下延（HE 染色 ×40）；B. 真皮内立毛肌样的平滑肌束交错排列（HE 染色 ×100）。

图 18-2　毛发平滑肌瘤病理表现

【诊断】

毛发平滑肌瘤。

【治疗】

手术切除。

病例分析

　　患者皮疹孤立存在，形态单一，为红色丘疹样损伤。根据皮损临床表现，首先考虑良性肿瘤类疾病，感染不除外，前者包括瘢痕疙瘩、皮脂腺瘤、皮肤纤维瘤、血管球瘤等；后者包括马拉色菌毛囊炎、孢子丝菌病等。

综合患者病程 2 年，自觉疼痛，遇冷明显，有家族史，大部分疾病可资鉴别，瘢痕疙瘩虽有家族史，但多逐渐增大，时觉瘙痒。本例皮疹为红色丘疹，表面可见黄色斑点，单一皮疹首先需排除外皮脂腺来源，如皮脂腺增生症、皮脂腺腺瘤、皮脂腺上皮瘤等。该类肿瘤通常无自觉症状，病理可见相应的皮脂腺改变。皮肤纤维瘤多单发，无自觉症状，无家族史。大多与既往局部轻微创伤，尤其是与昆虫叮咬有关。生长缓慢，无疼痛，部分患者皮损多发。发疹性损伤多见于使用免疫抑制剂、HIV 感染和使用高活性抗反转录病毒治疗的患者。血管球瘤包括单发性和多发性两种类型：前者多见于中青年，上肢多发，25% 在甲下，伴疼痛，对寒冷、压力不耐受；后者多见于儿童，少数有家族史。皮损多为蓝紫色丘疹、结节，质软。马拉色菌毛囊炎常有不同程度的瘙痒，伴灼热和刺痛感，出汗可加剧瘙痒。皮疹为圆顶状毛囊红色小丘疹，间有毛囊性小脓疱。中青年人群，出汗、油性皮肤者多见。孢子丝菌病的皮肤淋巴管型，为外伤植入，常侵犯指或腕部，连成一串结节。固定型可累及面、颈、躯干，损伤可呈痤疮样、疣状、肉芽肿性、溃疡等，或丘疹、小结节及卫星状。该病皮损常有破溃、结痂，表面污秽，可持续数月、数年。

结合临床表现和病史，排除多数鉴别诊断后，需进一步行组织病理检查明确诊断，重点鉴别疾病是否为良性软组织肿瘤。该患者皮肤组织病理示为平滑肌束瘤样增生。结合临床，可诊断毛发平滑肌瘤。同时需与平滑肌肉瘤、平滑肌错构瘤等相鉴别，前者结节型病理可见显著的核分裂不典型性，常有坏

笔记

死；弥漫型核分裂象少。临床多表现为逐渐增大的单发结节或肿块，常感疼痛。后者病理基底层色素增加，平滑肌增生不如毛发平滑肌显著。临床多为单发的硬结性斑片或斑块，常伴多毛，好发于腰骶部或四肢近端，假 Darier 征阳性，即皮损受凉或摩擦等刺激后立毛肌或平滑肌收缩而出现暂时隆起、硬结。

📋 病例点评

皮肤平滑肌瘤临床少见，据瘤细胞来源不同分为 3 类：毛发平滑肌瘤、生殖器平滑肌瘤、血管平滑肌瘤。病因尚不明确。其中的毛发平滑肌瘤皮疹特点为针尖至黄豆大小的丘疹、结节，红色或浅褐色，触诊质硬，可成片出现，部分融合成斑块，好发于胸、背、四肢。用小冰块置于病变处数秒，平滑肌收缩，肌瘤表面出现皱缩，患者自觉疼痛，是诊断特点之一。该病治疗方法为手术切除，单个肿瘤应完整切除，防止复发。多发性肿瘤可考虑手术切除并植皮，但易复发或遗留刀口处疼痛症状。不便手术者，对症处理可口服硝苯地平、东莨菪碱缓解疼痛。

参考文献

1. 吴超，张凯，晋红中 . 播散性多发性血管球瘤 1 例 [J]. 中国麻风皮肤病杂志，2015，31（2）：118-119.

2. 惠云，夏春，孔庆涛，等 . 多发性毛发平滑肌瘤一例 [J]. 国际皮肤性病学杂志，2016，42（2）：67.

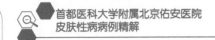
3. 赵辨.中国临床皮肤病学 [M].南京：江苏科学技术出版社，2009：579-580.

4. BACHMEYER C，CORDIER F，BLUM L，et al. Multiple eruptive dermatofibromas after highly active antiretroviral therapy[J]. Br J Dermatol，2000，143（6）：1336-1337.

（闫桢桢）

病例 19 外阴硬化性苔藓继发鳞状细胞癌

病历摘要

【基本信息】

患者，女，60 岁。因"外阴溃疡伴疼痛半年余"就诊。半年前无明显诱因在右侧大阴唇处出现黄豆大小硬结，无明显疼痛，未予诊治，随后逐渐增大破溃，并伴有疼痛。4 个月前就诊于当地医院，行病理活检：皮肤组织慢性炎症，表层角化过度，上皮显著增生，真皮浅层伴少许纤维组织玻璃样变性，符合硬化性苔藓。曾外用过红核洗液、红霉素软膏、康复新液、莫匹罗星软膏及他克莫司软膏均无效，溃疡仍在继续扩大，溃疡面渗血渗液，疼痛显著，影响行走及睡眠。

既往史：外阴硬化性苔藓 30 余年，未规律诊治。否认其他慢性疾病。

【皮肤科查体】

左侧大阴唇及双侧小阴唇可见瓷白色斑块，局部角化，表面轻微浸渍，质地较硬，右侧大阴唇可见一边界清楚的溃疡，溃疡边缘隆起，基底清洁无脓苔（图 19-1）。

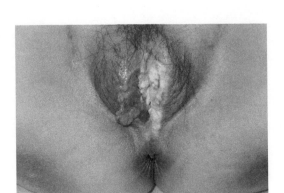

图 19-1　外阴皮损表现

【辅助检查】

HPV-DNA 扩增定量：0.24 pg/mL（参考值 0 ～ 1 pg/mL），血、尿常规未见明显异常。

皮肤组织病理可见表皮角化过度，棘层肥厚，真皮可见鳞状上皮细胞团块，与表皮相连，细胞排列紊乱，可见异型细胞，肿瘤细胞团块内可见角珠（图 19-2）。

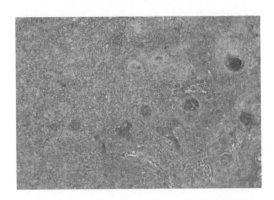

图 19-2　真皮可见鳞状细胞团块及角珠（HE 染色 ×400）

【诊断】

外阴硬化性苔藓继发鳞状细胞癌。

【治疗】

由于病变面积过大，建议患者转诊至妇科手术治疗，随后患者失访。

病例分析

本例患者既往曾有 30 余年的外阴硬化性苔藓病史，未规律治疗过。近半年在硬化性苔藓的病变部位出现难以愈合的溃疡并伴有疼痛，曾对症应用各种药物，溃疡仍难以愈合，高度怀疑癌变可能。外阴鳞状细胞癌为常见的外阴恶性肿瘤，约占外阴癌的 80% 以上。外阴鳞癌可继发于多种皮肤疾病，如鲍温病、硬化性苔藓、巨大尖锐湿疣及外阴鳞状上皮增生等，也可由外阴的创伤、溃疡、瘢痕等继发。

1. 硬化性苔藓的常见病因

外阴硬化性苔藓的确切病因不明，可能的致病因素有以下几个方面。

（1）遗传：这种疾病大多数是散发病例，但部分患者有家族史，或者双胞胎发病。

（2）自身免疫性因素：20% ～ 30% 甚至有报道 74% 的患者发现自身抗体。与外阴硬化性苔藓最常伴发的疾病包括斑秃、白癜风、甲状腺疾病、1 型糖尿病和恶性贫血。

（3）感染因素：HPV 感染率大约为 40%，尤其是 HPV16型病毒。近年也有研究表明与 EB 病毒感染有一定关系，此外，还有丙型肝炎病毒导致外阴白斑的报道。

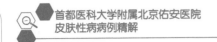

（4）激素：雌激素水平较低在发病中有重要作用。绝经后妇女和雌激素水平低的青春期前女孩的外阴硬化性苔藓发病率较高表明有激素影响。

（5）局部刺激：常见的一些局部刺激，如大小便失禁、念珠菌感染、刺激性接触性皮炎和性行为等，都可能诱发或加重病情。

2. 硬化性苔藓与外阴鳞状细胞癌的关系

有研究表明，大约有不足 5% 的外阴硬化性苔藓患者会发展为外阴鳞状细胞癌。既往文献中，外阴鳞状细胞癌合并外阴硬化性苔藓的比例为 9% ～ 76% 不等，平均为 46%，在一项样本量较大的外阴鳞状细胞癌手术切除患者中（111 例），发现约有 1/3 的患者合并外阴硬化性苔藓。外阴鳞状细胞癌的分化程度与是否合并硬化性苔藓并无关联。外阴鳞状细胞癌有 HPV 相关的与非 HPV 相关的两种因素。总体来说，外阴硬化性苔藓导致的鳞状细胞癌是非 HPV 相关的致癌因素。这证实了疾病本身恶性转化的可能性和对这些患者进行长期随访的必要性。在我们的病例中，该患者的 HPV-DNA 扩增为阴性，也证实该患者的外阴鳞癌与非 HPV 相关。

3. 硬化性苔藓潜在恶性转变的蛋白标志物

关于预测苔藓硬皮病进展为鳞状细胞癌的生物标志物，目前缺乏大规模的研究。近年来，一些标志物被认为是硬化性苔藓向鳞状细胞癌转化的前体标志物，包括 p53、Ki-67、γ-H2AX、微小染色体维系蛋白 3 和细胞周期蛋白等。这些蛋白在外阴硬化性苔藓和鳞状细胞癌中表达上调。p16 在与人乳头瘤病毒感染相关的阴茎和外阴鳞状细胞癌中表达升高，但其在硬化性苔藓中的表达存在相互矛盾的报道。

病例点评

该患者为 1 例硬化性苔藓的老年女性，病程长，且出现难以愈合的外阴溃疡，应高度警惕癌变可能。由于该患者肿瘤浸润较深，达真皮深层，同时应该完善患者盆腔的影像学检查，了解肿瘤是否出现局部浸润或远处转移。外阴鳞状细胞癌以手术为主，若较为表浅可以进行光动力治疗。如若肿瘤进入晚期可以辅助放化疗。

参考文献

1. NAIR P A. Vulvar lichen sclerosus et atrophicus[J]. J Midlife Health，2017，8（2）：55-62.

2. DAVICK J J，SAMUELSON M，KRONE J T，et al. The prevalence of lichen sclerosus in patients with vulvar squamous cell carcinoma[J]. Int J Gynecol Pathol，2017，36（4）：305-309.

3. CARLSON B C，HOFER M D，BALLEK N，et al. Protein markers of malignant potential in penile and vulvar lichen sclerosus[J]. J Urol，2013，190（2）：399-406.

（张明）

病例 20　阴囊多发鲍温样丘疹病

病历摘要

【基本信息】

患者，男，49岁。因"阴囊多发红斑1年余"入院。患者于1年前阴囊出现一红色斑块，拇指甲盖大小，无明显自觉症状。就诊于外院，考虑"鲍温病不除外"，行手术活检，术后病理回报"鲍温病"。此后1年中患者阴囊其他处反复出现类似皮损，直径2～15 mm不等，在外院多次行手术切除。2个月前阴囊处再次出现3处皮损，为行手术切除就诊于我科。

既往史：发现肝细胞肝癌7个月，曾行手术切除。

【皮肤科查体】

阴囊可见3处直径5～10 mm红色至褐色类圆形斑块，稍有浸润感，个别斑块表面覆有黄色鳞屑，不易刮除（图20-1）。系统查体未见明显异常。

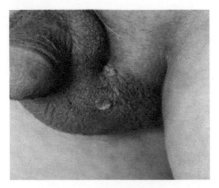

图 20-1　阴囊皮损临床照片

【辅助检查】

皮肤组织病理可见表皮角化过度，角化不全，棘细胞全层排列紊乱，细胞异型性明显，真皮浅层及血管周围可见数量不等的淋巴细胞浸润。组织 HPV 分子病理结果：HPV16（＋）、HPV56（＋）（图 20-2）。

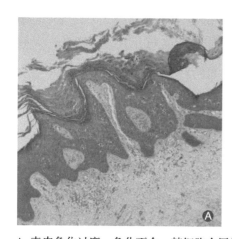
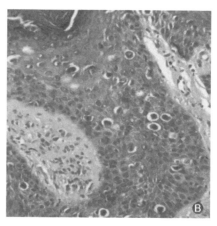

A. 表皮角化过度，角化不全，棘细胞全层排列紊乱（HE 染色 ×100）；B. 细胞异型性明显，真皮浅层及血管周围可见数量不等的淋巴细胞浸润（HE 染色 ×400）。

图 20-2 鲍温样丘疹病病理表现

【诊断】

鲍温样丘疹病。

【治疗】

因患者 HPV 高危型阳性，手术切除后建议患者进行光动力治疗。限于经济原因，患者拒绝。目前外用咪喹莫特乳膏，每周 3 次，随访半年未复发。

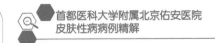

病例分析

患者为中老年男性，表现为生殖器部位的红斑块、鳞屑、黑褐色斑块，手术切除后仍在其他部位反复发作。虽然有红色稍浸润性的斑块，且表面有不易刮除的鳞屑，类似鲍温病的临床表现，但其疾病反复发作的特点与鲍温病不同。

鲍温病多见于曝光部位，肛门生殖器部位也可累及，但较少见。早期表现为淡红色或暗红色的丘疹和小斑片，无自觉症状，表面有少许鳞屑或结痂，逐渐扩大后融合为大的斑块，表面可见白色或淡黄色鳞屑，或棕色、灰色厚的结痂。大多单发，切除后很少在其他部位反复发作。发生在肛门生殖器部位的鲍温病多与高危型 HPV 病毒感染有关，HPV16 型病毒感染最为常见，有研究显示可达 63.64%。

鲍温样丘疹病表现为肛门生殖器部位的多发性斑丘疹，发病年龄较轻，主要见于性活跃人群。约 3/4 呈多发性生长，其余可呈孤立性病灶。多发性生长是该病最常被强调的临床特征，近期也发现可存在孤立性结节性病灶。病灶较鲍温病小，平均直径 4 mm，有报道个别孤立性结节性病灶直径可达 3 cm。病灶呈略隆起紫红色丘疹样，也可有融合，形成小斑块。尽管病变可自发消退，临床病程为良性经过，但在组织病理学上细胞表现中度不典型改变，与鲍温病较难区分。

部分研究者认为鲍温样丘疹病不同于鲍温病，通常不累及皮肤的毛囊（90%），细胞较为一致，多为正常核分裂象。但大多数病理学家并不接受。1994 年新出版的女性生殖道病变的 WHO 分类认为，由于该病变缺乏独立的组织病理学特征不能

笔记

独立分类，而被看作是外阴上皮内瘤变（vulvar intraepithelial neoplasia，VIN）的一个临床亚型。

目前，鲍温样丘疹病的归属尚有不同意见。除组织病理学上存在极为类似于恶性病变的形态外，如下证据似乎并不支持肿瘤属性的观点。①患者发病年龄轻，较 VIN Ⅲ 的平均发病年龄要低 10～15 岁。②对该病变的病原学研究证实为病毒感染，以 HPV 为主，并常为混合性感染，主要型别包括 6、11、16、18、31、33、35、52、55、67 等，其中 HPV16 最为常见。③病灶为多发性，有悖于肿瘤的一般发生规律。现代分子生物学的研究更是表明，这些不同病灶的组织起源是多克隆性的。④真正转化或进展为浸润癌的极为罕见。长期大量的临床随访表明，绝大多数病例为良性临床经过，但有约 20% 病例"复发"，这些所谓的"复发"有部分更可能是由于感染因素的持续存在而"复发"。

由于鲍温样丘疹病为一种良性病变，治疗手段可以选择 CO_2 激光、冷冻等物理方法去除病变，也可以选择联合光动力、咪喹莫特清除病毒感染，减少复发。

病例点评

该患者在外院一直被诊断为鲍温病，但其临床表现为阴囊部位多发的暗红色斑块，切除后反复发作，伴有高危型 HPV 感染，综合其临床表现和病程特点考虑为鲍温样丘疹病。患者反复发生新皮损考虑与患者年龄过大有关，同时因肿瘤进行放化疗，与免疫功能受到抑制有关。虽然鲍温样丘疹病未见癌变

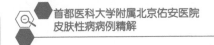

的报道，但由于患者伴发肿瘤，且存在高危型 HPV 的持续感染，应警惕癌变可能。

参考文献

1. 周先荣 . 外阴鲍温病和鲍温样丘疹病的诊断与治疗 [J]. 中国实用妇科与产科杂志，2004（11）：13-15.

2. 赵辨 . 中国临床皮肤病学 [M]. 南京：江苏科学技术出版社，2009：15-19.

（张明）

笔记

病例 21　日光性角化病

病历摘要

【基本信息】

患者，男，75 岁。因"面部皮疹 10 余年"就诊。患者因肺纤维化口服吡非尼酮 10 余年，10 年前鼻梁左侧、双侧颞部、颧部出现红斑，初起时米粒大小，无明显瘙痒疼痛，逐渐增大。

【皮肤科查体】

生命体征平稳。鼻梁左侧、双侧颞部、颧部可见散在多个红斑，边界不清，蚕豆大小，形状不规则，轻微隆起，表面可见黏着性鳞屑，部分皮疹表面可见硬痂，不易剥离，可见毛细血管扩张，未见糜烂、溃疡（图 21-1）。

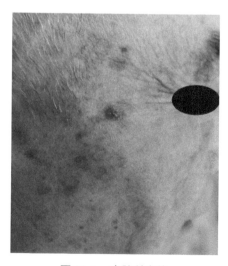

图 21-1　皮肤科查体

【辅助检查】

皮肤组织病理可见表皮角化过度，表皮变薄，棘层肥厚，棘细胞排列紊乱，基底细胞核紧密聚集，真皮浅层致密淋巴细胞浸润（图 21-2）。

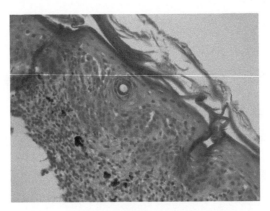

图 21-2　组织病理表现（HE 染色 ×100）

【诊断】

日光性角化病（actinic keratosis，AK）。

【治疗】

给予 5- 氨基酮戊酸光动力学疗法（5-aminolaevulinic acid-photodynamic therapy，ALA-PDT）治疗，治疗前先预处理，用生理盐水去除皮损表面的鳞屑和痂皮，液氮冷冻皮损，外敷新鲜配制浓度为 20% 的 5- 氨基酮戊酸溶液，避光封包，3 小时后红光治疗仪照射（波长 633 nm），能量密度 100 J/cm^2，时间 15 分钟，每 2 周治疗 1 次，共 3 次。ALA-PDT 治疗过程中及治疗后患者皮损局部红肿、瘙痒、刺痛，1 周左右可自行缓解。治疗后半年内每个月随访，以后每 3 个月随访，连续随访 1 年。

笔记

病例分析

　　该患者为老年男性，在光暴露部位出现慢性皮疹，主要表现为带鳞屑的红色斑状丘疹，需要考虑湿疹、日光性角化病、脂溢性角化病、盘状红斑狼疮、鲍温病等。湿疹皮损表现多样，病程可慢性，多伴有明显瘙痒，组织病理有助于鉴别。脂溢性角化病的皮疹初起为淡褐色斑疹或扁平丘疹，表面光滑或呈乳头瘤状，境界清楚，周围无红晕，表面有油腻性痂，痂容易刮除。有些皮疹色素沉着非常显著，呈深棕色或黑色。皮疹常多发，非暴露部位也可出现。病理基本特点为向外生长，角化过度，棘层肥厚，呈乳头瘤样增生，无角化不良和核分裂，有假性角囊肿。真皮炎症反应轻。盘状红斑狼疮（discoid lupus erythematosus，DLE）开始为小丘疹，逐渐扩大呈浸润性红斑，表面有黏着性鳞屑，剥下鳞屑见毛囊角栓形成的小棘。慢性皮损中央萎缩性瘢痕，伴毛细血管扩张、色素沉着和减退。病理可见角化过度、毛囊角栓、表皮萎缩、基底细胞显著液化变性，真皮血管和附属器周围淋巴细胞呈块状浸润。免疫病理：皮损处直接免疫荧光检查，见表皮真皮交界处有 IgG、IgM 和（或）C3 沉积。鲍温病可见边界清晰的红褐色斑块，上面可以有少量鳞屑，但其边缘不规则，基底部有红斑。病理表现有特征性：表皮明显增生，棘层肥厚，可见角化过度和角化不全。全层表皮细胞都具有异型性，主要表现为核大小不一、染色深、多见有丝分裂象，还可见角化不良细胞，真皮浅层有中等密度的淋巴细胞浸润。

该患者组织病理表皮角化过度，表皮变薄，棘层肥厚，棘细胞排列紊乱，基底细胞核紧密聚集，真皮浅层致密淋巴细胞浸润，结合病史及临床表现诊断日光性角化病明确。

AK又称老年性角化病、光线性角化病，是皮肤长期曝晒所引起的一种皮肤癌前病变，但目前更倾向于早期原位鳞状细胞癌，多见于中老年肤色白皙者。皮损多发生在光暴露部位，头面部多见。AK有时可进一步发展为侵袭性鳞癌，确诊后需给予有效治疗。

1. 日光性角化病常见病因

AK病因尚不清楚，日光、紫外线、辐射热、电离辐射、接触沥青等均可诱发。AK多发于老年患者，考虑和老年后DNA损伤的积累和修复功能低下有关，当光线等损伤表皮细胞核的DNA后，修复能力降低，从而发生病变。

本例患者因为肺纤维化长期口服吡非尼酮，考虑多发的日光性角化由药物所致。

2. 日光性角化病诊断

患者为老年人，病变发生于光暴露部位，带鳞屑的红色斑疹或丘疹，病程慢性，皮损不易消退。

皮肤组织病理可见表皮角化过度，棘层肥厚，细胞排列紊乱，部分细胞核有非典型性，真皮浅层日光弹力变性。

3. 日光性角化病的治疗

AK是一种皮肤的癌前病变，每年有0.03% ～ 16% AK患者进展到皮肤癌，故早发现、早诊断、早治疗非常重要。

AK的传统治疗方法包括手术、冷冻、激光等。由于AK

好发于头、面部等暴露部位，所以在治疗皮损的同时还要兼顾美容需要。面部的皮损，特别是鼻部的皮损，传统治疗方法损伤较大，有感染和形成瘢痕的风险，严重影响美观。ALA-PDT可作为 AK 的治疗方法之一，创伤小，不会形成瘢痕，在美容效果上优势突出，同时对病灶清除更彻底，复发率低，尤其适于头、面部多发性或大面积 AK 的治疗。目前，光动力疗法已成为颜面部 AK 首选的治疗方案之一。

病例点评

　　本病例为老年患者，面部广泛光老化的背景下出现鳞屑性红斑，易被临床医生忽视，诊断为皮炎湿疹类疾病，从而出现漏诊。如果我们注意到光老化的背景，在这个基础之上发生角化性红斑，要高度警惕日光性角化病。由于病理上其生长趋势是向下生长，所以一般认为日光性角化病比鲍温病更容易发展为侵袭性鳞癌，所以早期诊断很重要。治疗可以选择冷冻或药物治疗（咪喹莫特），由于皮损出现在患者鼻梁等特殊部位，治疗方法需要兼顾美容效果，而手术、激光或冷冻容易形成瘢痕，局部牵拉，影响患者美观。ALA-PDT 已经是颜面部 AK 首选治疗方案之一，因此对患者采用光动力疗法非常适合。光动力疗法对病变组织有出色的选择性，不形成瘢痕，治疗过程无严重不良反应，耐受性好，患者接受度高，安全有效。

参考文献

1. 韩佳彤，王佩茹，王秀丽，等 . 5- 氨基酮戊酸光动力疗法治疗鼻部日光性角化病疗效评价 [J]. 中国眼耳鼻喉科杂志，2018，18（3）：175-177.

2. 布文博，张孟丽，张 倩，等 . 5- 氨基酮戊酸光动力治疗面部日光性角化病的疗效和抗光老化评价 [J]. 中国美容医学，2017，26（1）：7-10.

3. 朱学骏，王宝玺，孙建方 . 皮肤病学 [M]. 北京：北京大学医学出版社，2015：2542-2543.

（宋映雪）

病例 22　隆突性皮肤纤维肉瘤

病历摘要

【基本信息】

患者，男，54岁。因"右小腿疙瘩2年余"就诊。2年前蚊虫叮咬后右侧小腿出现黄豆大小硬结，无明显痒痛，未予诊治，逐渐增大至蚕豆大小，无破溃、出血等。为明确诊断，遂就诊于我院皮肤科。

既往史：乙肝30余年，规律抗病毒治疗，否认家族中有类似病史。

【体格检查】

全身浅表淋巴结未触及肿大，心、肺、腹未见异常。

【皮肤科查体】

右小腿胫侧见一蚕豆大小的孤立褐色结节，表面轻度隆起，触之质硬，无压痛，可活动，与深部组织无粘连，挤压皮损未出现凹陷（图22-1）。初步诊断：皮肤纤维瘤，隆突性皮肤纤维肉瘤待除外。

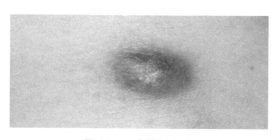

图 22-1　皮肤科查体

【辅助检查】

组织病理见真皮内大量梭形细胞增生扩张，交叉排列呈旋涡状或车轮状，细胞无明显异型性（图 22-2）。免疫组化：肿瘤细胞 CD34（+），vimentin（+），CD99（+）。

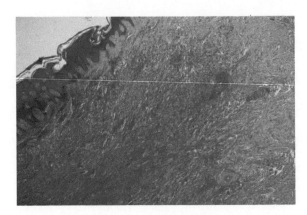

图 22-2 组织病理表现

【诊断】

隆突性皮肤纤维肉瘤（dermatofibrosarcoma protuberans，DFSP）。

【治疗】

确诊后转入外院皮肤科，给予 Mohs 显微手术切除，并植皮修复皮肤缺损，目前患者正在进一步随访中。

📋 病例分析

患者在蚊虫叮咬后出现小腿部位无痛性、持续缓慢生长的褐色单发结节，需要考虑常见的皮肤纤维瘤。皮肤纤维瘤是一种外伤或昆虫叮咬所致的纤维反应性病变，表面多数为圆形或纽扣状坚硬结节，境界清楚，呈褐色，与表皮粘连。皮肤纤维瘤的特点是表皮多增生肥厚，挤压皮损可出现凹陷，但这些特点本例患者并不具备，因此，除了考虑皮肤纤维瘤外，还要除外纤维肉瘤、隆突性皮肤纤维肉瘤等恶性疾病，这些疾病主要通过皮肤组织病理学检查及免疫组化检查。本例患者完全切除皮损并行组织病理检查：真皮内大量梭形细胞增生扩张，交叉排列呈旋涡状或车轮状，细胞无明显异型性。免疫组化：肿瘤细胞 CD34（＋），vimentin（＋），CD99（＋），从而确诊为隆突性皮肤纤维肉瘤。

DFSP 是一类较为少见的中度恶性肿瘤，多发于 30～50 岁中年。常见于躯干，亦可见于近端肢体和颈项部。由于 DFSP 生长缓慢，自觉症状不明显，早期皮损特点与其他体表良性肿瘤较为类似，组织形态亦具有多样性。本例患者临床表现与皮肤纤维瘤非常近似，患者自述有蚊虫叮咬的病史，且发生在小腿部位，给临床诊断带来了一定的干扰。典型 DFSP 的组织病理学特征为真皮深至皮下的弥漫性梭形细胞增生，呈典型车轮状、席纹状、旋涡状。免疫组化检查有助于诊断，免疫组化染色中，CD34 呈弥漫性阳性反应，vimentin、CD99 亦呈强弥漫性阳性。

DFSP 通常与以下疾病相鉴别。①皮肤纤维瘤：质地坚实，高出皮面，呈扁球状或纽扣状，表面光滑，部分病例可见角化性损伤。组织病理表现为真皮内结节，无包膜，病变边界不清，可由多种细胞成分组成，如纤维细胞、炎细胞、巨噬细胞或黄色瘤细胞，肿瘤组织不表达 p75，CD34 局灶阳性。

②瘢痕疙瘩：好发于胸、肩、颈、背与耳部，凸出于皮肤表面呈瘤状增生，表面光滑，色红而发亮，常发现有扩张的毛细血管向外伸延，偶有痒痛不适。组织病理：病变主要在真皮，无包膜，与周围组织界限不清，血管周围见细小的胶原纤维增生形成结节状，成纤维细胞较多，胶原纤维错综排列，可见幼稚成纤维细胞增生，同时肿胀的透明变性的纤维很明显而且有丰富的黏液基质。③纤维肉瘤：是一种软组织肉瘤，是成纤维细胞的恶性肿瘤，表现为深在单发局限性硬固结节，表面紧张，光亮发红，不易破溃，肿瘤由梭形成纤维细胞组成，交织成旋涡状。

DFSP 属于恶性肿瘤，治疗首选扩大切除和广泛切除，包括 Mohs 显微手术，手术切缘应距肿瘤组织 3 ～ 5 mm，可有效降低复发率。本例患者在诊断明确后于外院进行肿瘤的扩大切除术，但由于误诊导致了二次手术，延长了患者的治疗周期，也加重了患者的心理和经济负担。因此，正确的诊断及误诊后及时改正治疗措施，对于患者的治疗和预后都至关重要。

📋 病例点评

小腿的褐色结节首先考虑常见的皮肤纤维瘤、瘢痕疙瘩等良性疾病，术后病理检查至关重要。本例患者虽然从临床首先考虑皮肤纤维瘤，但组织病理及组化均指向了隆突性纤维肉瘤，需要再次扩大扩深，术后加强随访。

参考文献

1. SERRA-GUILLEN C，LLOMBART B，NAGORE E，et al. Mohs micrographic surgery in dermatofibrosarcoma protuberans allows tumor clearance with smaller margins and greater preservation of healthy tissue compared with conventional surgery：a study of 74 primary case[J].Br J Dermatol，2015，172（5）：1303-1307.

（孙欣）

病例 23 基底细胞癌

病历摘要

【基本信息】

患者，男，44岁。因"前额黑褐色斑块6年余"就诊。6年前发现前额部黑褐色斑片，米粒大小，逐渐增大至樱桃大小，近期偶有破溃、出血。1周前于某中医院就诊，皮肤镜提示基底细胞癌，转入我院进一步治疗。

既往史：乙肝病史8年，且未行抗乙肝病毒治疗。

【体格检查】

生命体征平稳，心、肺、腹未见异常。

【皮肤科查体】

左前额见一近圆形黑褐色斑块，边界清楚，边缘稍隆起，直径约1.5 cm，表面破溃，少量血痂（图23-1）。

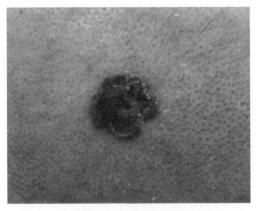

图 23-1 皮肤科查体

【辅助检查】

皮肤镜下未见色素网，可见大的多发蓝灰色卵圆形巢状及叶状区域，周围见树枝状、螺旋状血管扩张，拟诊基底细胞癌。组织病理诊断：基底细胞癌，切缘净。

【诊断】

基底细胞癌（basal cell carcinoma，BCC）。

【治疗】

在局部麻醉下行皮肤肿物切除术，沿皮损边缘扩切3 mm，切除皮损后皮肤缺损较大，彻底止血后O-Z皮瓣闭合切口，术后病理回报为基底细胞癌，切缘净，术后1年伤口恢复良好，无复发。

病例分析

患者为中年男性，头面部黑褐色斑块，需要考虑色素型基底细胞癌、恶性黑色素瘤、脂溢性角化等疾病。可通过临床特征、皮肤镜特征及病理特点进行鉴别。恶性黑色素瘤表现为发展迅速的隆起的黑棕色或蓝黑色结节，易形成溃疡，周边可形成卫星灶；皮肤镜表现为蓝白幕、多种色调、晶体状结构及不典型血管模式；病理特点为明显异型的黑色素细胞弥漫性增生，浸润明显。脂溢性角化：皮损为境界清楚的斑片，表面光滑或略呈乳头瘤状，淡黄褐色或茶褐色，色素沉着可非常显著；皮肤镜特征包括粟粒样囊肿和粉刺样开口，脑回样结构、虫蚀样边缘。本例患者表现为额部单发黑褐色斑块，慢性病程，边缘颜色较深，周边隆起呈珍珠样外观，中央破溃出血；皮肤镜表现为蓝灰色卵圆形巢状、叶状区域、轮辐样区域及树枝状血管；组织病理学见表皮内基底细胞团块，边缘呈栅栏状排列，周边可有裂隙，确诊为基底细胞癌。

基底细胞癌是来源于皮肤基底细胞的恶性肿瘤，是最常见的皮肤恶性肿瘤之一，多见于 60 岁以上老年人，85% 以上皮损位于头面部，其起始于表皮及皮肤附属器基底样细胞，发展缓慢，呈局限浸润性生长，基底细胞癌生长缓慢、侵袭能力差。基底细胞癌临床表现复杂，按皮肤损伤可分为结节溃疡型、色素型、浅表型、硬斑病型等。其中结节溃疡型最多见，皮损多单发，多为浅褐色，质地较硬，外伤后容易出血，结节增长缓慢，常形成糜烂。溃疡底部有颗粒状或肉芽状，容易出血并上覆结痂，溃疡时好时破，并且向深层次侵袭。该病临床误诊率较高，对头面部不十分确定的缓慢增大的色素性浸润性斑块及持续存在的慢性溃疡等损伤应考虑基底细胞癌的可能。

基底细胞癌的诊断主要根据临床特征及组织病理学检查，皮肤影像学检查可作为无创性初筛的选择。色素性基底细胞癌的皮肤镜经典诊断模式如下。1 个阴性特征：不含色素网结构。6 个阳性特征：①大的蓝灰色卵圆形巢；②蓝灰色小球；③叶状区域；④轮辐样区域；⑤树枝状血管；⑥溃疡。满足 1 个阴性特征，且至少 1 个阳性特征即可考虑为基底细胞癌。皮肤镜作为一项无创检查技术，对提高基底细胞癌的临床诊断有重要价值。

基底细胞癌的首选治疗方法为手术彻底切除。面部结节型及浅表型基底细胞癌采用 3 mm 手术切缘可达到理想疗效。直径不超过 1.0 cm 创面可以直接缝合。但是面部肿瘤切除后由于张力较大，容易导致器官的易位变形，影响美观、功能等。故可用局部皮瓣，如 AT 皮瓣、局部旋转皮瓣、临时皮瓣这些方法来修复切口面，在创面比较大或者无局部皮瓣可以利用时可采用游离皮片移植方法来修复。本例患者予扩切 3 mm，O-Z 皮瓣闭合切口。非手术来治疗基底细胞癌的方法包括化疗、放疗、冷冻、激光、光动力治疗、药物治疗（包括干扰素、咪喹莫特等治疗）等。光动力疗法对浅表型基底细胞癌疗效好，特别适用于年老体弱、手术有困难或特殊患处的患者。

所有基底细胞癌患者均有肿瘤复发及再发的风险。一般建议，初发型基底细胞癌门诊至少随访 6 ～ 12 个月，而复发型（特别是多发性复发型基底细胞癌）随访时间更长，必要时可达 5 年，同时需加强防晒及皮肤自我检查。本例患者术后随访 1 年未见复发。

病例点评

基底细胞癌是最常见的皮肤恶性肿瘤之一，该病临床误诊率较高，对头面部不十分确定的色素痣样肿物、缓慢增大的浸润性斑片及持续存在的慢性溃疡等损伤应考虑基底细胞癌的可能。基底细胞癌的诊断主要根据临床特征及组织病理学检查，皮肤影像学检查可作为无创性初筛的选择，皮肤镜有蓝灰色小球、叶状区域、轮辐样区域、树枝状血管等比较特异性的表现。手术治疗是基底细胞癌的首选治疗方法，结节型及浅表型基底细胞癌采用 3 mm 手术切缘可达到理想疗效。

参考文献

1. 张娅，王明刚，周杭城.面部基底细胞癌临床病理分析及安全切缘的关系 [J].临床与实验病理学杂志，2017，33（1）：68-72.

2. 王诗琪，刘洁.结节型基底细胞癌 [J].临床皮肤科杂志，2019，48（4）：195-197.

（孙欣）

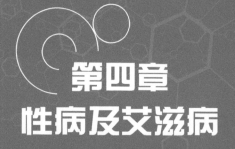

第四章
性病及艾滋病

病例 24　表现为阴囊环形损伤的二期梅毒疹

病历摘要

【基本信息】

患者，男，38岁，因"阴囊皮疹1月余"就诊。1个月前无明显诱因阴囊出现皮疹，伴瘙痒，未就诊治疗。

既往史：同性性接触史，2年前曾患梅毒，表现为躯干四肢皮疹，RPR滴度1∶256，行苄星青霉素驱梅治疗，4个月前复查RPR滴度1∶4。AIDS病史，已行HAART治疗。

笔记

【皮肤科查体】

阴囊多发环形及不规则红斑，部分可见少许鳞屑。腹股沟散在暗红色斑（图 24-1）。

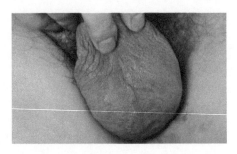

图 24-1　阴囊多发环形及不规则红斑

【辅助检查】

TPPA（＋），RPR 滴度 1∶128，FTA-ABS IgG（＋），IgM（－）。T+B+NK 细胞检测：$CD8^+$T 细胞 26%，$CD4^+$T 细胞 34%，$CD4^+$T 细胞计数 1845/μL，CD4/CD8 1.33。自身抗体谱（－）。真菌镜检（－）。皮肤组织病理（图 24-2）：（阴囊表皮）表皮增生，表皮突下延，表皮下层可见大量散在微脓肿，真皮可见淋巴细胞、中性粒细胞及浆细胞等混合炎细胞浸润及血管周围炎。皮肤组织免疫组化结果：TP（＋）。

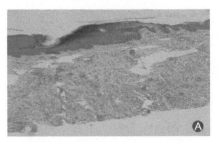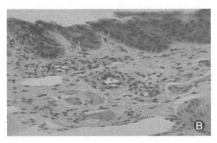

A. 表皮增生，表皮突下延，表皮下层可见大量散在微脓肿；B. 真皮可见混合炎细胞浸润及血管周围炎。

图 24-2　二期梅毒疹病理表现

笔记

【诊断】

二期梅毒；获得性免疫缺陷综合征。

【治疗】

给予苄星青霉素 240 万 U 肌内注射，每周 1 次，共 3 周。治疗后第 14 天随访时，阴囊、腹股沟皮疹消退明显。治疗后 3 个月随访时，皮疹全部消退，RPR 滴度 1∶8。

建议定期复查 RPR。

病例分析

本例患者阴囊多发环形红斑，伴少许鳞屑，应考虑股癣、扁平苔藓、环状肉芽肿等诊断。股癣临床最为常见，表现为边界清楚的红斑，伴脱屑，但常发生于阴囊对侧的大腿皮肤，发生于阴囊部位的少见。患者真菌镜检（−）。男性生殖器扁平苔藓临床不少见，皮损大部分发生于龟头，多呈边缘隆起的环状分布，自觉症状轻微。组织学上有扁平苔藓的典型表现。环状肉芽肿临床类型较多，可表现为环形损伤，常对称分布于肢端。组织病理呈浸润性或栅栏状肉芽肿性皮炎，伴局灶性胶原纤维、弹性纤维变性及黏蛋白沉积。

本例患者病理组织活检示表皮增生，表皮突下延，表皮下层可见大量散在微脓肿，真皮可见淋巴细胞、中性粒细胞和浆细胞等混合炎细胞浸润及血管周围炎。排除扁平苔藓和环状肉芽肿，进一步行梅毒螺旋体的免疫组化，结合血清学确诊二期梅毒疹。

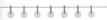
本例患者为获得性免疫缺陷综合征患者，既往有梅毒病史，经规范驱梅治疗后滴度降至 1∶4。此次发病以阴囊环形红斑为临床表现，躯干、四肢未见皮疹。滴度为 1∶128，较 4 个月前滴度升高 4 倍以上，此患者出现临床症状，结合病理结果应诊断为梅毒再感染。

📋 病例点评

本例患者表现为阴囊的环状红斑，与经典的二期梅毒疹差异较大，临床可能会误诊。HIV/AIDS 人群梅毒的合并感染率较高，且存在较多的重复感染。认真询问病史是第一步，其次是及时进行血清学及组织学检查，排查其他疾病，明确诊断。

（汪晓丹）

病例 25　斑块型银屑病样二期梅毒疹

病历摘要

【基本信息】

患者，男，34 岁。因"躯干、四肢起皮疹伴瘙痒 4 个月"就诊。4 个月前，患者无明显诱因背部出现散在皮疹，渐增多、增大，无明显自觉症状。就诊外院，按湿疹治疗，部分皮疹消退，仍有新发。全身系统检查未见明显异常。无发热、畏寒、咳嗽、盗汗，无腹痛、腹泻，现为进一步诊治来我科门诊。

既往史：有同性性行为，有吸毒史。

【皮肤科查体】

躯干散在大小不一红色丘疹、斑块，最大处直径约 10 cm，上覆黏着性鳞屑，Auspitz 征阴性。部分区域可见色素沉着斑。掌跖见暗紫红色斑疹，少许脱屑（图 25-1）。

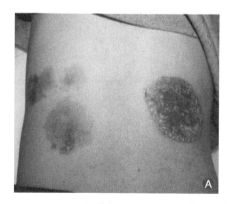
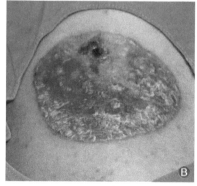

A. 背部暗红色斑块；B. 上覆鳞屑，散在色素沉着斑。

图 25-1　皮肤科查体

【辅助检查】

HIV 抗体初筛及确证试验均为阳性。CD4$^+$T 细胞计数为 300/μL。病理检查可见表皮轻度角化过度，表皮突下延，真皮乳头上延，表皮内较多中性粒细胞浸润，真皮内大量淋巴细胞、浆细胞及中性粒细胞浸润（图 25-2）。梅毒螺旋体免疫组化阳性。血液 TPPA（＋），RPR 滴度 1∶256。

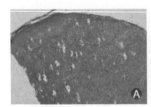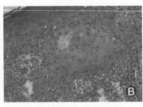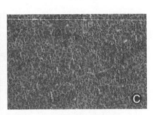

A. 表皮增生，真表皮大量炎细胞浸润（HE 染色 ×40）；B. 表皮内见中性粒细胞浸润（HE 染色 ×400）；C. 真皮内大量淋巴细胞、浆细胞、中性粒细胞浸润（HE 染色 ×400）。

图 25-2　二期梅毒疹病理表现

【诊断及诊断依据】

诊断：获得性免疫缺陷综合征；二期梅毒疹。

诊断依据：① HIV 抗体初筛及确证试验均为阳性；②皮疹为红斑、鳞屑改变，Auspitz 征阴性。同时掌跖有典型的暗紫红色斑疹。病理检查示表皮内较多中性粒细胞浸润，真皮内大量淋巴细胞、浆细胞及中性粒细胞浸润。梅毒螺旋体免疫组化阳性。血液 TPPA 阳性，RPR 滴度 1∶256。

【治疗】

苄星青霉素 240 万 U 肌内注射，每周 1 次，共 3 周。同时开始抗病毒治疗。

📋 病例分析

　　二期梅毒是梅毒螺旋体局部经淋巴结进入血液或直接通过血液在人体大量播散后出现全身表现，皮疹形态多样，常模仿多种疾病，易误诊为玫瑰糠疹、银屑病、斑秃等。部分患者可因器官移植、肿瘤放化疗、HIV 感染等而同时出现多种皮损改变。

　　本例患者临床表现为暗红色鳞屑性斑块，首诊考虑皮疹待查，斑块型银屑病可能。但未发现典型银屑病皮疹，Auspitz 征阴性。为明确诊断行活检病理检查，结果显示表皮内较多中性粒细胞浸润，真皮内大量淋巴细胞、浆细胞及中性粒细胞浸润。不除外梅毒感染。加做梅毒螺旋体免疫组化、血 TPPA、RPR 检测，结果均为阳性。同时再次查体，发现患者掌跖可见圆形、椭圆形暗红色斑疹伴脱屑。证实该患者皮疹为二期梅毒疹。门诊予苄星青霉素驱梅治疗，治疗期间，皮疹已开始消退。进一步支持上述诊断。

　　该病例需重点与斑块型银屑病相鉴别。银屑病皮疹为覆多层银白色鳞屑的炎性红色丘疹或斑丘疹、斑块。皮疹可累及头皮、四肢、指甲，病情冬重夏轻。组织病理可见表皮突延长，颗粒层减少，真皮乳头上延，乳头处毛细血管迂曲、扩张。真皮上部有轻到中度炎细胞浸润。典型的鳞屑性丘疹，轻刮鳞屑，可见薄膜，再刮除薄膜可见点状出血（Auspitz 征阳性）。其中，斑块型银屑病可见到类似本病例的背部肥厚性斑块伴鳞屑，但其鳞屑亦较难刮除；而部分银屑病样梅毒患者 Auspitz

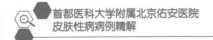
征可呈阳性，提示不能将该体征作为鉴别诊断的依据。银屑病患者极少出现掌跖部位领圈样脱屑的斑疹。

病例点评

　　该病例提醒大家对红斑鳞屑类疾病需提高警惕，尤其是同时具备不同疾病特征的病例，注意全面仔细查体，避免遗漏关键诊断线索。梅毒疹的表现本身可具有多样性，而 HIV 感染可能会使其复杂多变。

参考文献

1. 孙伟，黄舒燕，吴昊 . 梅毒合并艾滋病的临床表现及治疗与预防 [J]. 中国艾滋病性病，2010，16（5）：532-535.

2. 王红兰，游晓意，庄永灿 . 梅毒并发 HIV 感染 2 例 [J]. 中国皮肤性病学杂志，2016，30（10）：1037-1038.

3. 张莲，刘栋华 . 梅毒并艾滋病 1 例 [J]. 中国皮肤性病学杂志，2016，31（4）：417-418.

（闫桢桢）

病例 26　多发性硬下疳

病历摘要

【基本信息】

患者，男，51岁。因"外阴溃疡2周，伴疼痛"就诊。2周前无明显诱因外阴出现多发溃疡，伴疼痛，逐渐增大、增多。未就诊治疗。

既往史：半年前有不洁性接触史。

【皮肤科查体】

阴囊及腹股沟多发直径1～1.5 cm大小溃疡，基底油性分泌物覆盖，边缘锐利，有触痛及浸润。腹股沟见数个钱币大小红斑，中央消退，呈不规则环状（图26-1）。

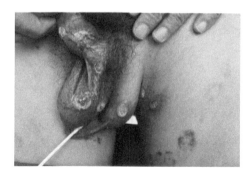

图 26-1　皮肤科查体

【辅助检查】

TPPA（＋），RPR＞1∶256。FTA-ABS：IgG（＋）、IgM（－）。我院HIV抗体初筛阳性待确证。T+B+NK细胞检测：CD8[+]T

细胞 39%，CD4$^+$T 细胞 24%，CD4$^+$T 细胞计数 265/μL，CD4/CD8 0.6。单纯疱疹 Ⅱ 型病毒 IgG（-），IgM（-）。皮肤组织病理：（左腹股沟）皮肤组织表皮角化亢进、角化不全、棘细胞增生，部分表皮坏死脱落，多量淋巴细胞、浆细胞、中性粒细胞浸润，肉芽组织形成，胶原纤维增生，呈溃疡改变（图 26-2）。皮肤组织免疫组化结果：TP（+）。

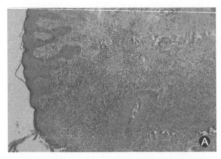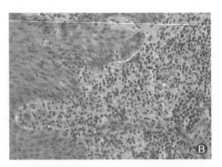

A. 表皮角化亢进、角化不全、棘细胞增生，部分表皮坏死脱落，真皮肉芽组织形成（HE染色 ×100）；B. 多量淋巴细胞、浆细胞、中性粒细胞浸润，部分中性粒细胞进入表皮（HE 染色 ×400）。

图 26-2　阴囊硬下疳组织病理表现

【诊断及诊断依据】

诊断：梅毒硬下疳；获得性免疫缺陷综合征，无症状期。

诊断依据：患者入院体检皮疹分布于阴囊及腹股沟，为多发直径 1～1.5 cm 大小溃疡，有触痛及浸润。完善相关实验室检查：TPPA（+），RPR ＞ 1:256；FTA-ABS：IgG（+），IgM（-）。HIV 抗体初筛及确证均阳性。T+B+NK 细胞检测：CD8$^+$T 细胞 39%，CD4$^+$T 细胞 24%，CD4$^+$T 细胞计数 265/μL，CD4/CD8 0.6。HIV 病毒载量 ＜ 40 copies/mL。结合皮肤组织病理及免疫组化结果诊断。

【治疗】

给予苄星青霉素 240 万 U 肌内注射，每周 1 次，共 3 周。治疗后第 14 天随访时，阴囊、腹股沟原溃疡已愈合，呈红斑改变。治疗后 3 个月随访时，溃疡已基本消退，RPR 滴度 1∶128。建议定期复查 RPR。

病例分析

此患者为中年男性，以外阴溃疡为临床表现，伴疼痛，皮疹特点为多发溃疡，边缘锐利，有浸润。疼痛性溃疡首先考虑白塞病、生殖器疱疹、坏疽性脓皮病等疾病，梅毒性下疳也不能除外。白塞病是一种全身性免疫系统疾病，其可侵害人体多个系统，主要表现为反复口腔和会阴部溃疡、皮疹、下肢结节红斑、眼部虹膜炎、食管溃疡、小肠或结肠溃疡及关节肿痛等。患者无反复黏膜溃疡发作，无其他皮肤损伤，无关节炎、虹膜炎等改变，溃疡累及腹股沟，白塞病的诊断支持点不多。生殖器疱疹合并 HIV 感染临床上可以表现为多发性糜烂溃疡，但通常表现为群集的小溃疡或糜烂，较少出现较大的溃疡，除非合并有其他感染，如合并梅毒性下疳。取溃疡处分泌物行单纯疱疹 Ⅱ 型病毒 DNA 检测，结果阴性，故排除生殖器疱疹。坏疽性脓皮病是一种慢性、坏死性、溃疡性、瘢痕性、疼痛性皮肤病，临床及病理均为排除性诊断。

追问病史半年前有不洁性接触史。结合病史初步考虑梅毒硬下疳可能，但与一般硬下疳不同的是发病部位特殊，不仅发生于阴茎，还累及阴囊和腹股沟，且为多发性溃疡，遂取活检

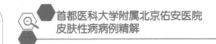

及免疫组化进一步明确。皮肤组织病理:(左腹股沟)皮肤组织表皮角化亢进、角化不全、棘细胞增生,部分表皮坏死脱落,大量淋巴细胞、浆细胞、中性粒细胞浸润,肉芽组织形成,胶原纤维增生,呈溃疡改变。皮肤组织免疫组化结果: TP(+)。RPR、TPPA、HIV 检测均阳性。

本例患者根据临床及实验室检测结果诊断为硬下疳合并 HIV 感染。治疗给予苄星青霉素 240 万 U 肌内注射,每周 1 次,共 3 周。

📋 病例点评

本例患者临床表现为阴茎、阴囊、腹股沟多发疼痛性溃疡,经血清学及组织学检查确诊为一期梅毒合并 HIV 感染。一期梅毒发生在梅毒螺旋体入侵的部位。合并 HIV 感染的一期梅毒患者与 HIV 阴性的一期梅毒人群相比,皮损更易多发,且易发生在不常见部位,如口腔、乳头、阴囊、肛周甚至肛内,这可能与男性接触人群性行为的多样化有关。需要注意的是,梅毒合并生殖器疱疹感染在 HIV 阳性人群亦较为常见,合并感染发生时,皮损易多发,自觉症状更突出,临床医师需要予以警惕,尤其对驱梅治疗反应不佳的患者,应考虑合并感染的可能。

参考文献

1. 万川,苏晓红.恶性梅毒的诊断和治疗 [J]. 临床皮肤科杂志,2015(3):193-195.

(汪晓丹)

病例 27 神经梅毒

病历摘要 - 患者 A

【基本信息】

患者，男，47 岁。因"记忆力减退、表情淡漠 1 年，化验梅毒抗体阳性 1 周"于 2014 年 3 月来我院就诊。

现病史：家属诉 1 年前患者出现记忆力减退，经常丢三落四，未在意，渐渐出现表情淡漠，不善言谈，经常默默不语，有时不识亲疏，无法正常工作，在当地医院诊治，诊断为抑郁症，口服药物治疗，具体药物不详，无明显效果。2014 年 3 月初到北京某医院诊治，化验梅毒抗体阳性，遂转入我院就诊。

既往史：既往体健，否认药物过敏史。

【体格检查】

步入诊室，行走无异常，表情淡漠，默默不语，反应迟钝，答非所问，全身未见明显皮疹。初步诊断：神经梅毒不除外。

【辅助检查】

血液检查：血常规、尿常规、大便常规、肝功能、肾功能、电解质、凝血项、抗核抗体化验均无异常。CD4$^+$T 淋巴细胞计数 531/μL，CD8$^+$T 淋巴细胞计数 225/μL。血巨细胞病毒 IgG 抗体为阳性，巨细胞病毒 DNA（CMV-DNA）为阴性。

单纯疱疹病毒Ⅰ型 IgG 抗体阳性，IgM 抗体阴性。单纯疱疹病毒Ⅱ型 IgG 抗体为阳性，IgM 抗体阴性。HIV 抗体为阴性，乙型肝炎病毒抗原、抗体均为阴性。梅毒血液检查：TPPA（+），RPR 滴度 1∶32。FTA-ABS-IgG（+），IgM（−）。腰椎穿刺检查脑脊液结果：脑脊液常规示外观无色透明，潘氏试验为阴性，白细胞计数 2×10^6/L，葡萄糖 2.64 mmol/L，氯 118.5 mmol/L；脑脊液生化示蛋白质 0.7 g/L，TPPA（+），RPR 滴度 1∶4，FTA-ABS-IgG（+），FTA-ABS-IgM（−）。脑脊液隐球菌墨汁染色检查结果未见新型隐球菌。影像学检查：超声心动无异常；脑核磁检查提示脑萎缩。

【诊断】

神经梅毒。

【治疗及转归】

治疗：确诊神经梅毒后给予 1 个疗程的驱梅治疗。水剂青霉素 400 万 U，每 4 小时 1 次，静脉点滴，连续 14 天，继以苄星青霉素 240 万 U，肌内注射 3 周。

转归：治疗过程中，家属诉患者记忆力一天比一天好，1 个疗程后，记忆力明显好转。1 个月后性格发生改变，慢慢恢复之前开朗的性格。2015 年初复诊，化验血清 RPR 滴度 1∶16。因工作原因，未能及时进行第二次腰穿。2018 年 11 月血清 RPR 滴度 1∶16。在当地进行头孢曲松 2.0 g 静脉点滴 14 天，联合肌内注射苄星青霉素 3 周治疗。患者目前无不适，性格与发病前无异，能正常工作。

笔记

病历摘要 - 患者 B

【基本信息】

患者，男，39岁。因"视物模糊3周"于2017年6月就诊。

现病史：3周前出现视物模糊，逐渐加重，影响工作，近日严重影响工作。于是到三甲医院眼科就诊，诊断为动眼神经麻痹，神经内科已经除外脑血管病变，但化验血清TPPA阳性，遂转入我院。

既往史：患银屑病30余年，曾经使用激素、中成药、外用药物等治疗银屑病。

【体格检查】

躯干、四肢较多厚鳞屑性斑块，刮去鳞屑可见薄膜现象及点状出血。无头痛、恶心、呕吐等症状，无意识障碍，无肢体麻木无力等。初步诊断：寻常型银屑病，神经梅毒不除外。

【辅助检查】

血常规示中性粒细胞绝对值 6.92×10^6/L，中性粒细胞百分比 77.2%，余正常；尿常规、血生化正常；肿瘤标志物（多系统筛查男性）无异常；血培养示无菌生长（5天），分枝杆菌培养未培养出分枝杆菌（42天）；CMV-DNA、EBV-DNA ＜ 500（检测下限）；结核菌 TB-DNA 未检出。梅毒血液检查：TPPA（＋），RPR 滴度 1∶8。FTA-ABS-IgG（＋），IgM（－）。腰椎穿刺检查脑脊液：脑脊液常规示白细胞 21×10^6/L，蛋白质 0.698 g/L，TPPA（＋），RPR（－）。脑脊液 FTA-ABS 未查。隐球菌墨汁染色：未见隐球菌。普通细菌涂片加染色：未见细菌。影像学检查：外院检查核磁无异常。

【诊断】

神经梅毒。

【治疗及转归】

治疗：确诊神经梅毒后给予 1 个疗程的驱梅治疗，由于患者拒绝住院诊治，要求在门诊治疗，给予静脉点滴头孢曲松 2 g/d，连用 14 天；继以苄星青霉素 240 万 U，肌内注射，共 3 周；肌内注射腺苷钴胺 1.5 mg/d，共 3 周，营养神经治疗。2016 年 9 月复诊，眼睛明显好转，银屑病也有所好转，能够正常工作。

转归：2016 年 11 月复查血清 RPR 滴度 1 : 2。至今未复查脑脊液。

疾病特点

梅毒是由梅毒螺旋体感染引起的慢性、系统性传染病。早期梅毒未经治疗或治疗不充分，经一定潜伏期后，40% 患者可发生三期梅毒。除皮肤黏膜、骨骼出现梅毒损伤外，还可侵犯心血管系统及中枢神经系统，严重者可危及生命。神经梅毒是由于苍白螺旋体侵入中枢神经系统，出现脑实质、脑膜和脊髓损伤的一组临床综合征。根据世界卫生组织估计，每年约有 1200 万新发的梅毒病例，神经梅毒的发病率也在增加。

神经梅毒的临床表现形式多样，临床症状可单一发生，也可相互重叠，特异性症状少，误诊率和漏诊率较高。传统意义上讲，神经梅毒被认为是晚期或三期梅毒的表现，但是由梅毒螺旋体引起的中枢神经系统损伤可以发生在梅毒螺旋体感染后的任何阶段，因此，神经梅毒和三期梅毒并不等同。神经梅毒多发生在感染 3 ~ 20 年后，包括无症状神经梅毒、脊髓痨、麻痹性痴呆、脑（脊髓）膜血管型神经梅毒等。无症状神经梅毒是指梅毒血清特异性抗体阳性，脑脊液检查异常，但临床上没有任何神经系统症状和体征。脊髓痨是指梅毒导致的脊髓损伤，最重要的体征是膝反射和踝反射消失，腿部震动觉和位置觉缺失，病情进展缓慢，自发性或经治疗后终止，但针刺样疼痛和共济失调持续存在。脊髓痨常见的特征性临床表现是双下肢针刺样、闪电样或全身疼，可有浅感觉障碍如麻木发冷或疼痛，温、触觉减退，深感觉障碍，可见双下肢腱反射消失；自主神经障碍，神经营养障碍出现足底穿孔溃疡，Charcot 关节严重并发症表现为髋、膝、踝骨关节炎等。麻痹性痴呆多发生于感染后 10 ~ 15 年，梅毒螺旋体广泛侵犯脑部，可出现精神神经方面的症状，可反复发生脑血管意外，常见的症状体征包括判断力减退、抑郁或欣快感、精神错乱、幻觉、夸大妄想症、癫痫发作、面无表情、舌唇及手震颤、书写障碍、瞳孔异常、视神经萎缩、抽搐、锥体束征、大小便失禁等。脑（脊髓）膜血管型神经梅毒，可见以下症状或体征：头痛、精神错乱、偏瘫失语、耳鸣耳聋、动眼神经麻痹、面神经麻痹或感觉丧失、腱反射减弱，甚至出现截瘫、尿潴留等。

　　神经梅毒的诊断主要根据临床特点、血清学及脑脊液检查综合考虑。2015 年美国疾病控制中心性传播疾病诊断和治疗指南中神经梅毒的诊断标准如下：①血清学检查阳性；②神经系统症状及体征；③脑脊液检查异常（脑脊液细胞计数或蛋白测定异常，加上脑脊液 VDRL 试验阳性）。脑脊液 VDRL 试验诊断神经梅毒的特异度高，但灵敏度低。如果患者有神经系统症状及体征，脑脊液 VDRL 试验阳性，在排除血液污染后，可诊断神经梅毒。当脑脊液 VDRL 试验阴性，临床上出现神经梅毒的症状和体征，血清学检查阳性时，如果脑脊液细胞计数或蛋白测定异常，考虑诊断神经梅毒。对于合并 HIV 感染的患者，脑脊液细胞计数异常的标准为白细胞 $> 20 \times 10^6$/L。

病例分析

　　患者 A 是以抑郁症为首发症状的神经梅毒，因"记忆力减退、表情淡漠 1 年"，被诊断为抑郁症并进行抗抑郁等治疗将近 1 年，治疗无效后转入某医院诊治，化验血清 TPPA（+），因此怀疑神经梅毒，遂转入我院。由于患者的临床表现，与神经梅毒中麻痹性痴呆的特点相似，于是进行了脑脊液相关检查，结果显示：脑脊液蛋白升高，TPPA（+），RPR 滴度 1 : 4，FTA-ABS-IgG（+），FTA-ABS-IgM（-），脑脊液有明显的异常改变，结合患者的临床症状、体征，考虑神经梅毒的诊断。经驱梅治疗后，患者上述症状体征明显好转，也支持神经梅毒的诊断。

　　患者 B 以视物模糊为首发症状的神经梅毒，因"视物模糊 3 周"就诊于眼科，经化验血清 TPPA（+），遂转入我院。患者视物模糊，呈进行性加重趋势，眼科诊断为动眼神经麻痹，而且神经内科已经除外脑血管病变，化验血清 TPPA（＋），且患者为中青年男性，既往没有其他内科疾病史，故怀疑患者可能是神经梅毒中脑膜梅毒引起的动眼神经麻痹。于是行脑脊液检查，结果显示脑脊液白细胞数、蛋白明显异常，结合临床症状，考虑诊断为神经梅毒。经过充分的驱梅治疗后视力明显好转，支持神经梅毒的诊断。

目前神经梅毒的诊断尚无金标准，脑脊液检查是神经梅毒诊断、治疗及判断预后的必不可少的检查手段。脑脊液检查项目包括细胞计数、蛋白定量、VDRL 等。临床如果怀疑有神经梅毒，则应进一步行脑脊液检查，结合阳性血清学和临床体征或症状，方可诊断为神经梅毒。脑脊液 VDRL 试验目前被认为是诊断神经梅毒的标准试验。患者 A 脑脊液 TPPA、RPR 检查均阳性，脑脊液蛋白升高，且已经排除了其他原因引起颅神经损伤的可能，故神经梅毒诊断明确。患者 B 因为"视物模糊"而就诊，脑脊液白细胞数显著升高，脑脊液蛋白也轻度升高，TPPA（＋），RPR（－），但是已经排除了脑血管病变，而且通过充分的驱梅治疗，眼睛视力明显好转，所以该病例神经梅毒的诊断成立。

目前，水剂青霉素 G 仍然是神经梅毒的首选治疗药物。国内采用头孢曲松钠治疗神经梅毒也取得了较好疗效，如郭氏等对神经梅毒伴发精神症状的患者给予头孢曲松钠静脉点滴，连续 2 周，联合口服阿立哌唑治疗（一种非典型抗精神病药物，可改善多种因素导致的阳性与阴性精神症状，临床效果良好），随访 3 年，患者 RPR 转阴率为 96.88%，脑脊液正常率为

98.44%，复发率为 4.69%。一般早期治疗后大部分患者恢复良好。患者 A 和患者 B 分别采用水剂青霉素 G 和头孢曲松钠方案，均取得了显著疗效。临床诊疗中，如果无条件进行水剂青霉素 G 方案治疗，可考虑使用头孢曲松钠方案治疗神经梅毒。

病例点评

上述两例神经梅毒，患者 A 误诊为抑郁症 1 年，患者 B 首诊于眼科，在原有症状的基础上筛查梅毒抗体阳性，皮肤科医生被请会诊。这时应该严格遵照诊断的程序进行，防止漏诊，也要防止误诊。在如今神经梅毒诊断缺乏"金标准"的情况下，腰椎穿刺必不可少。脑脊液常规生化非常重要，但需要强调的一点是，神经梅毒在很多情况下是排除性诊断，所以，一定要联合相关学科做好鉴别诊断。

参考文献

1. 李若瑜，陆前进 . 皮肤病学与性病学 [M]. 北京：北京大学医学出版社，2013：87-94.

2. 张学军 . 皮肤性病学 [M]. 北京：人民卫生出版社，2013：221-227.

3. CAI S N, LONG J, CHEN C, et al. Incidence of asymptomatic neurosyphilis in serofast Chinese syphilis patients[J]. Scientific Reports, 2017, 7（1）：15456.

4. ALQAHTANI S. Acute cranial neuropathies heralding neurosyphilis in human immunodeficiency virus-infected patient[J]. American Journal of Case Reports, 2014, 15：411-415.

5. KHAMAYSI Z, BERGMAN R, TELMAN G, et al. Clinical and imaging findings

in patients with neurosyphilis： a study of a cohort and review of the literature[J].
International Journal of Dermatology，2014，53（7）： 812-819.

6. 吴江，贾建平 . 神经病学 [M]. 3 版 . 北京：人民卫生出版社，2015：256-296.

7. PRYNN J，HUSSAIN A. WINNETT A. Diagnosing neurosyphilis：a case of
confusion[J]. BMJ Case Rep，2016，10（27）：216-582.

8. 徐飞，刘颖，周淳，等 . 三种方法学对于梅毒患者血清及脑脊液的临床诊断价值
的评估 [J]. 标记免疫分析与临床，2018，25（11）：1736-1739.

9. 郭鹏，宋树玲 . 头孢曲松钠联合阿立哌唑治疗神经梅毒伴发精神症状的疗效评价
[J]. 中国麻风皮肤病杂志，2018，34（6）：350-352.

（刘翠娥）

病例 28 AIDS 合并生殖器疱疹病毒相关 免疫重建炎症综合征

病历摘要

【基本信息】

患者，男，51 岁。因"生殖器糜烂 1 周，伴疼痛"就诊。1 周前无明显诱因阴茎出现红色丘疹、水疱，逐渐增大、破溃，自行口服抗生素及外用抗生素药膏，皮疹无改善，遂来医院就诊。

既往史：HIV 感染病史 3 个月，正在进行抗病毒药物治疗，药物治疗组合为拉米夫定 + 替诺福韦 + 依非韦伦。

个人史：同性性接触史。

【皮肤科查体】

尿道口、包皮内板可见多发米粒到甲盖大小的浅溃疡，基底微红，无明显渗出（图 28-1）。

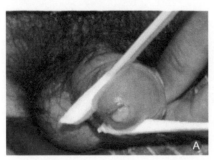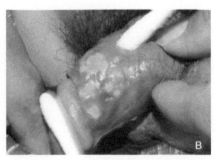

A. 尿道口见绿豆大小浅溃疡，基底微红，渗出不明显；B. 包皮内板多发浅溃疡。

图 28-1 生殖器疱疹皮疹

【辅助检查】

CD4$^+$T 细胞计数 18.55/μL。单纯疱疹病毒抗体 Ⅱ 型：IgG 阳性、IgM 阴性。快速血浆反应素环状卡片试验阴性。TPPA 阴性。溃疡处取分泌物行分子生物学病理检查发现 HSV Ⅱ - DNA 阳性。皮肤活检组织病理检查发现：表皮增生，海绵水肿，可见角质形成细胞胞浆气球样变，感染的角质发生细胞融合形成多核巨细胞。真皮全层炎细胞浸润，淋巴细胞为主，散在中性粒细胞和嗜酸性粒细胞（图 28-2）。皮肤组织梅毒螺旋体免疫组化染色阴性。

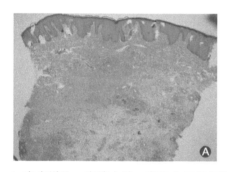
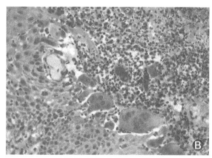

A. 表皮增生，海绵水肿，真皮全层炎细胞浸润；B. 可见角质形成细胞胞浆气球样变，感染的角质发生细胞融合形成多核巨细胞，炎细胞以淋巴细胞为主，散在中性粒细胞和嗜酸性粒细胞。

图 28-2　生殖器疱疹病理表现

【诊断】

生殖器疱疹，免疫重建炎症综合征。

【治疗】

排查是否合并其他机会性感染，同时给予局部外用喷昔洛韦软膏，每日 4 次；口服盐酸伐昔洛韦胶囊 0.3 g，每日 2 次。联合局部半导体激光照射，病情好转，门诊随访中。

病例分析

对于发生在生殖器部位的糜烂溃疡性疾病，感染最常见，特别是性传播疾病相关的感染，包括生殖器疱疹和硬下疳。硬下疳的溃疡特点是多发生在浸润性硬结之上，多单发，但在合并 HIV 感染的患者中，硬下疳表现可不典型，可以浸润不明显，可多发。生殖器疱疹初期多为直径 1 ~ 2 mm 的簇集性小水疱，但临床就诊时多为水疱破溃后形成的浅表糜烂或小溃疡。该患者以疼痛性红色丘疹、水疱为初发症状，临床首先考虑生殖器疱疹，但梅毒感染或是否合并梅毒感染尚不能完全除外，进一步完善检查，虽然该患者血清学检测为阴性，但在硬下疳阶段的一期梅毒，血清学检测可以阴性，不能完全排除梅毒诊断。该患者组织病理学检查类似硬下疳的病理学表现——表皮增生，真皮致密的淋巴细胞和中性粒细胞浸润。但梅毒的病理学特征不会出现多核巨细胞，角质形成细胞也没有气球样变，而且组织的梅毒螺旋体免疫组化为阴性。这些可排除梅毒诊断。综合该患者的血清学和病理学结果，最终诊断为生殖器疱疹。

既往文献报道，HIV/HSV-2 合并感染者开始 ART 治疗后，生殖器溃疡的发生率明显增加，尤其是由 HSV-2 引起的生殖器溃疡。研究认为，生殖器溃疡可能是 HSV-2 相关免疫重建综合征的主要临床表现。免疫重建炎症综合征（immune reconstitution inflammatory syndrome，IRIS）是指部分 HIV 感染者或艾滋病患者在开始抗反转录病毒治疗后，尽管其血浆

笔记

HIV-RNA 下降及 CD4$^+$T 淋巴细胞计数增加，却出现临床症状恶化，并发新的机会性感染，或者一些亚临床感染的激活，甚至死亡的病理现象，包括结核病、疱疹病毒感染、肺孢子菌肺炎、隐球菌脑炎等。IRIS 的诊断标准一直比较笼统，IRIS 所表现出的感染或炎症反应需要除外原来抗机会性感染治疗失败、HARRT 失败、药物毒副反应等问题，故增加了诊断的复杂性。

目前公认的 IRIS 诊断标准是 HIV 相关 IRIS 研究国际网络组织标准，包括：

（1）出现 HARRT 应答：①进行 HIV 的抗病毒治疗；②出现病毒学反应（HIV-RNA 下降 1 log 10 copies/mL）。

（2）HAART 开始前已被控制的感染或炎症状态临床恶化。

（3）出现的症状不能由下述情况来解释：①之前成功治疗感染的预期临床进程；②药物的毒不良反应；③治疗失败；④服药依从性不好。

根据该诊断标准，本例患者符合生殖器疱疹病毒相关免疫重建炎症综合征的诊断。文献报道免疫重建过程中发生的生殖器疱疹往往表现不典型，临床症状较重，以生殖器溃疡为主要表现。故在临床中遇到 AIDS 患者在 HARRT 初期发生生殖器溃疡，需要积极排查是否有 HSV-2 的再激活，同时排查其他可能发生的机会性感染。

📋 病例点评

本例为生殖器多发浅表疼痛性溃疡的患者，且合并 HIV 感染，进行抗病毒治疗 3 个月过程中出现，在没有重复感染的情况下考虑为免疫重建综合征的一种表现。治疗与普通的生殖器疱疹无异。如果症状较为突出，应及时处理。

参考文献

1. 孙丙虎，胡志亮，池云，等 . 艾滋病合并鸟 - 胞内分枝杆菌相关免疫重建炎症综合征一例 [J]. 中华传染病杂志，2019，37（01）：53-54.

2. FIFE K H，MUGWANYA K，THOMAS K K，et al. Transient increase in herpes simplex virus type 2（HSV-2）-associated genital ulcers following initiation of antiretroviral therapy in HIV/HSV-2-coinfected Individuals [J].Infect Dis，2016，213（10）：1573-1578.

（宋冰冰）

病例29　误诊为结节性痒疹的二期梅毒疹

病历摘要

【基本信息】

患者，男，69岁。因"全身皮疹2个月"入院。2个月前躯干四肢出现泛发性红斑，轻度瘙痒，就诊于当地医院考虑"湿疹""结节性痒疹"，给予西替利嗪抗过敏治疗及外用激素药膏，效果不佳，皮疹逐渐加重，来我院皮肤科门诊就诊。患者无发热、头痛等全身不适。

既往史：同性恋史30余年。

【体格检查】

腋窝、腹股沟可触及数个黄豆至蚕豆大淋巴结，质硬，不破溃，不粘连，无疼痛，心、肺、腹未见异常。

【皮肤科查体】

头颈部、躯干、四肢见大量黄豆至花生米大小的圆形暗红色丘疹、结节，触之有浸润感，部分皮损表面有坏死、结痂。掌跖未见皮疹。口唇及口周见多发溃疡、结痂，阴囊可见淡红色扁平丘疹，肛周未见皮疹（图29-1）。

【辅助检查】

TPPA（+），RPR（+），滴度1∶256，HIV抗体初筛及确

141

诊报告均为阳性。

【诊断】

恶性梅毒；HIV 感染。

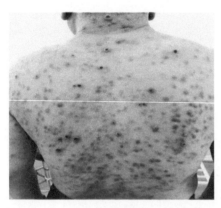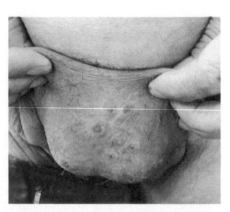

躯干见大量黄豆至花生米大小的圆形暗红色丘疹、结节，触之有浸润感，部分皮损
表面有坏死、结痂，阴囊可见淡红色扁平丘疹。

图 29-1　皮肤科查体

【治疗】

为防止吉海反应的发生，在青霉素治疗之前给予泼尼松 30 mg 口服，连服 3 天，之后给予苄星青霉素 240 万 U，每周 1 次肌内注射，共 3 次。同时转诊至我院艾滋病门诊，给予抗 HIV 治疗。治疗 1 个月后复诊，全身结节消退，溃疡全部愈合，留下萎缩性瘢痕。3 个月后复查 RPR 下降至 1 ： 32（＋），目前还在进一步随访中。

病例分析

HIV/AIDS 患者全身出现泛发性瘙痒性暗红色丘疹，少数皮损表面有坏死、结痂，需要考虑结节性痒疹、急性痘疮样

笔记

苔藓样糠疹、丘疹坏死性结核疹等疾病，二期梅毒疹不除外。结节性痒疹在 HIV 感染的患者中较为常见，表现为泛发性结节，四肢伸侧为重，常有剧烈瘙痒，表面常抓破，但一般不会发生坏死。本例患者躯干部位皮疹较重，瘙痒不明显且部分皮疹发生坏死，均不符合结节性痒疹。急性痘疮样苔藓样糠疹为急性发病，表现为针头至豌豆大小的鳞屑性丘疹或丘疱疹，发病不久中央发生出血、坏死、结痂，新皮疹不断成批发生，全身泛发，但面部及掌跖部位很少累及。丘疹坏死性结核疹好发于青年，皮损主要分布于四肢伸侧，为绿豆大小的丘疹，部分中心坏死，结核菌素试验阳性。当梅毒合并 HIV 感染时可出现不同寻常的梅毒疹，可表现为多发性深在硬下疳及出现结节坏死、蛎壳状、脓疱性梅毒疹等，梅毒血清学检测为阳性可确诊。本例患者表现为全身泛发性丘疹、结节，部分坏死，瘙痒不明显，阴囊可见淡红色扁平丘疹，查 TPPA 阳性，RPR 滴度 1：256 阳性，HIV 抗体阳性，驱梅治疗后皮疹消退，可以确诊为二期梅毒合并获得性免疫缺陷综合征。

二期梅毒疹在 HIV/AIDS 患者中的表现，可以同 HIV 阴性人群，但在部分 HIV/AIDS 人群中可以出现不同寻常的表现，如出现坏死或增生性损伤，容易误诊，需要临床医生提高警惕。患者为老年男性，且初诊时患者拒绝承认有不洁性接触史，给该病的确诊带来了一定的困难。仔细查体可发现阴囊部位较典型的扁平丘疹，对该病的诊断有提示作用。

梅毒螺旋体与 HIV 的传播途径基本一致，所以，HIV 和梅毒共感染比较普遍，尤其是在男性同性恋患者中两者的合并感染率很高。建议所有的梅毒患者均应同时做 HIV 抗体检测，尤其是出现多发性深在硬下疳及结节坏死、蛎壳状、脓疱性梅毒疹时，要高度怀疑是否合并 HIV 感染。

青霉素是治疗梅毒的首选药物，迄今未出现对其耐药的报道。虽然有少数研究者观察到 HIV 感染者进行驱梅治疗时梅毒复发的风险更高，需要加大治疗的疗程，但是最近大部分的研究结果显示，梅毒治疗效果在 HIV 感染人群和非感染人群中没有明显区别。本例患者给予常规的驱梅治疗，苄星青霉素 240 万 U，每周 1 次，共 3 次，治疗 1 个月后复诊，全身皮疹均已经消退，3 个月后复查 RPR 下降了 87.5%，取得了良好的治疗效果。

病例点评

HIV 合并梅毒在临床上非常多见，大部分表现与 HIV 阴性人群无明显区别，但在部分人群中可以出现不同寻常的梅毒疹，需要临床医生提高警惕。所有梅毒患者均应进行 HIV 抗体检测，因为该检测可以发现可能合并的 HIV 感染，尤其是梅毒症状不典型时。大多数 HIV 感染的梅毒患者对于苄星青霉素标准治疗方案疗效满意。

（孙欣）

病例 30　艾滋病相关型卡波西肉瘤

病历摘要

【基本信息】

患者，男，35 岁，蒙古族。因"周身反复皮疹伴瘙痒 1 年余，发现淋巴结肿大 5 个月"入院。患者于 1 年前（2016 年 12 月），无明显诱因出现全身红色斑疹，伴瘙痒，无脱屑、发热等不适，于当地医院就诊，考虑过敏性皮炎给予中药治疗（具体不详），效果欠佳。此后未正规诊治，间断使用中药及西药治疗半年余（具体不详），部分皮疹逐渐消退，伴色素沉着。5 个月前（2017 年 9 月）无明显诱因发现双侧颈部、双侧腹股沟及双侧腋窝出现轻触痛性丘疹、结节，遂于吉林某医院就诊，行颈部淋巴结活检，病理回报"考虑 Kaposi（卡波西）肉瘤淋巴转移"。2018 年 4 月以"躯干腰腹部皮疹渐增多伴瘙痒"来我院就诊，查体发现下颌部深红色结节，质韧，口腔可见红褐色斑块。初步诊断为"结节待查，不除外艾滋病相关卡波西肉瘤"。患者自发病来，无发热、头痛，食欲睡眠欠佳，近 1 年体重下降约 10 kg。

既往史：平素健康状况一般，否认过敏史，否认传染性疾病史，否认性病史。

个人史：无特殊。

【体格检查】

颈部、双侧腋窝及双侧腹股沟浅表淋巴结可触及肿大，余无特殊。

【皮肤科查体】

口腔上腭及牙龈可见淡紫色斑块，边界清晰。四肢、躯干散在色素沉着斑疹，颜面、口腔、肩背部、左侧大腿可见蓝紫色多发丘疹、结节，最大直径 3 cm×2 cm，质韧无压痛，边界清楚，表面光滑，无鳞屑及坏死（图 30-1）。

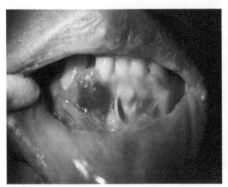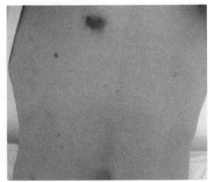

图 30-1　口腔、牙龈及躯干部皮损

【辅助检查】

HIV 抗体（＋）。$CD4^+T$ 细胞计数 23/μL。皮肤组织病理检查：表皮大致正常，真皮内见大量裂隙状增生的薄壁血管腔，血管内皮细胞增生，部分细胞可见异型性，间有含铁血黄素沉积（图 30-2）。免疫组化结果（图 30-3）：CD34（＋），CD31（＋）。颈部淋巴结活检回报：淋巴结可见梭形细胞，梭形细胞间大量红细胞，偶见核分裂象，倾向卡波西肉瘤淋巴转移。胃肠镜显示：胃镜下表现于食管、贲门部位，多发，散在略隆起于黏膜表面、边界尚清、形态不规则的病变，表面尚光滑，呈不均匀鲜红色改变为斑丘疹样红褐色扁平病变。胃黏膜活检病理结果：可见梭形细胞融合病灶，梭形细胞间有裂隙和血管腔，病灶内和周围有淋巴细胞和浆细胞浸润，考虑消化道卡波西肉瘤。肠镜未见异常。

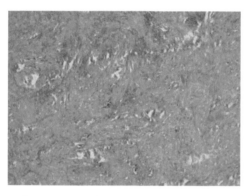

图 30-2　组织病理检查（HE 染色 ×100）

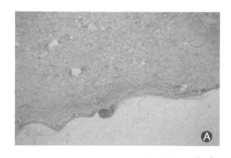 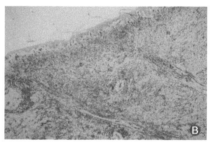

A. CD34（＋）；B. CD31（＋）。

图 30-3　免疫组化结果

【诊断及诊断依据】

诊断：艾滋病相关卡波西肉瘤；获得性免疫缺陷综合征（艾滋病期）。

诊断依据：①病史：1 年前曾于吉林某医院行颈部淋巴结

活检，病理回报："考虑 Kaposi（卡波西）肉瘤淋巴转移"。②入院时皮肤科查体：口腔上腭及牙龈可见淡紫色斑块，边界清晰，周身可见蓝紫色多发丘疹、结节。③实验室检查：HIV抗体初筛及确证试验（+）；CD4$^+$T 细胞计数 23/μL。④皮肤组织病理检查及免疫组化结果。

综上所述，该患者符合艾滋病相关卡波西肉瘤、获得性免疫缺陷综合征（艾滋病期）诊断。

【治疗】

给予高效抗逆转录病毒治疗（highly active antiretroviral therapy，HAART）治疗；转入肿瘤科给予局部放射治疗，随访 HIV 病情及免疫功能。

病例分析

卡波西肉瘤（Kaposi sarcoma，KS）是一种起源于血管内皮细胞和周皮细胞的血管肿瘤。临床上分为 4 型：经典型（欧洲 KS）、非洲型、同种异质移植型、艾滋病相关型。KS 是 HIV 感染者最常见的恶性肿瘤，KS 皮疹多表现为多发红色、紫红色丘疹、结节、斑块。

本例患者为蒙古族，以反复周身斑疹伴瘙痒为最初表现，曾诊断过敏性皮炎，治疗后部分皮疹减轻或消退，但后续皮疹复发伴瘙痒。该病患初期的泛发非特异皮疹伴瘙痒，病程呈慢性经过，且否认不洁性行为史及 HIV 感染病史，临床上容易忽视 HIV 合并 KS 的诊断。此患者早期非特异性的斑疹、斑丘疹有可能是 KS 的早期皮疹，后期皮疹逐渐发展为典型的 KS 样紫红色斑块；当然也不排除患者本身合并过敏性皮炎。提示临床医生对 HIV 阳性合并反复病程疗效不佳的过敏性皮炎患者，除周身泛发皮损外，应仔细检查口腔，及时行消化系统内镜检查，结合活检病理及组化，提高早期诊断率。

艾滋病相关型 KS 患者 50% 伴有口腔或胃肠道损伤，亦可累及肺、肝、胰、肾上腺等。此患者病历资料显示，皮损泛发多皮肤部位，包括口腔、食管及胃，未发现肠道及其他部位病变。本例患者的皮疹特点、实验室检查和皮肤组织病理及免疫组化结果，可以确诊为艾滋病相关型 KS。

该患者明确诊断为 AIDS 后收治入院，由于此类患者 $CD4^+T$ 细胞计数很低，免疫功能严重缺陷，易合并机会性感染和肿瘤。本病的非典型皮损需通过细菌、真菌及抗酸杆菌培养来排除细菌、真菌及结核杆菌等感染引起的慢性炎症或肉芽肿性病变；通过皮肤组织病理和免疫组化检查排除血管肿瘤及其他肉瘤诊断。

临床中 HIV 感染的患者皮肤发现蓝紫色斑疹、斑丘疹，要注意面颈、手足及四肢末端查体；同时关注系统检查，尤其是口腔、胃肠道等内脏器官，积极行皮肤组织病理活检和免疫组织化学检查，以明确诊断。

病例点评

该患者 KS 的早期皮损曾被诊断为过敏性皮炎，提示临床医生针对 HIV 感染患者，如既往患有反复治疗效果不佳的过敏性皮炎，应考虑是否为早期的 KS 皮损，避免漏诊误诊；同时关注口腔黏膜及消化道是否受累，完善相关系统检查。及时行皮损、淋巴结、消化道等多脏器的组织病理和免疫组织化学检查，提高 AIDS 相关型 KS 的早期确诊率。

参考文献

1. 黄晓玲，周洁，高峰，等 . 新疆维吾尔自治区艾滋病患者胃肠道卡波西肉瘤与人类疱疹病毒 8 型的相关性 [J]. 中华传染病杂志，2018，36（3）：171-172.

（陈玉欣）

病例 31　艾滋病合并马尔尼菲青霉菌病

病历摘要

【基本信息】

患者，男，22 岁。因"皮疹 1 年余，发现 HIV 抗体阳性4 月余"就诊。患者于 1 年前无明显诱因出现周身皮疹，无瘙痒，皮疹逐渐增多。4 个月前发现 HIV 抗体确证试验阳性，查 CD4$^+$T 细胞计数为 8/μL，病毒载量不详，立即开始 ART 治疗。自述经抗病毒治疗后皮疹有好转。1 个多月前患者出现咽痛、鼻塞，无明显咳嗽、咳痰。当地给予输液治疗后有好转，后又加重。10 天前患者自行应用"魔芋粉"泡澡，前后共 3 天，后皮疹加重，颜面部出现绿豆大小肤色丘疹，无自觉症状，中央可见凹陷，皮疹逐渐发展至躯干部，中央凹陷处出现红肿、坏死、破溃，目前破溃已结痂，患者为进一步诊治于 2018 年5 月 24 日来诊。患者自发病来，神清、精神可，饮食、睡眠欠佳，二便正常，近期体重下降约 4 kg。

既往史：既往健康状况良好。慢性肾炎病史 10 年余，自述当前痊愈。对青霉素过敏。发现 HIV 抗体阳性 4 月余，当时 CD4$^+$T 细胞计数 8/μL，给予抗病毒治疗，规律定期复查，服药至今。否认传染性疾病史，否认性病史。

个人史：有广东旅居史，有同性性接触史。

家族史：家族无类似疾病史。

【皮肤科查体】

面部、四肢及躯干部可见泛发的孤立米粒至粟粒大小肤色丘疹，对称分布，皮损中央可见脐凹，部分脐凹处破溃、坏死及结痂（图 31-1）。

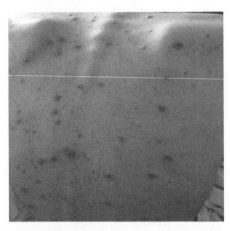

背部多发米粒至粟粒大小丘疹，皮损中央可见坏死、结痂。

图 31-1 皮肤科查体

【辅助检查】

HIV 抗体确证试验（+）。CD4$^+$T 淋巴细胞计数 8/μL。皮肤组织病理检查示 HE 染色见表皮突不规则增厚下延，基底层色素增加，高倍镜下可见圆形、椭圆形桑葚状孢子团，周围混合炎症细胞浸润（图 31-2A）。PAS 染色：组织中见大量圆形孢子团，胞壁染红色且着色较深，PAS 染色阳性（图 31-2B）。皮肤组织培养：菌种呈温度依赖的双相性转变，25 ℃时呈菌丝相生长，培养基可见葡萄酒样红色色素产生，镜下可见无色透明分隔菌丝、帚状枝、椭圆或球形的分生孢子等；37 ℃时呈酵母相生长，不产色素，镜下可见酵母样菌体和关节孢子，符合马尔尼菲篮状菌菌种鉴定标准。

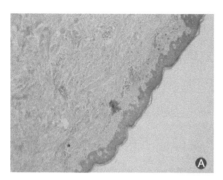
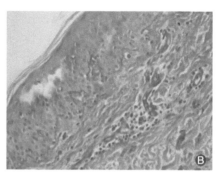

A.表皮突不规则增厚下延，基底层色素增加，高倍镜下可见圆形、椭圆形桑葚状孢子团，周围混合炎症细胞浸润（HE 染色 ×100）；B.PAS 染色：组织中见大量圆形孢子团，染色阳性。

图 31-2　皮肤组织病理表现

【诊断及诊断依据】

诊断：马尔尼菲青霉菌病；获得性免疫缺陷综合征（艾滋病期）。

诊断依据：患者为青年男性，有同性性接触史，近期体重下降约 4 kg；4 个多月前发现 HIV 抗体确证阳性，查 CD4$^+$T 细胞计数为 8/μL；自述经抗 HIV 病毒治疗后皮疹有好转；皮肤组织病理的 HE、PAS 染色及皮损真菌培养结果明确诊断。

综合以上病史及检查结果，考虑马尔尼菲青霉菌感染；获得性免疫缺陷综合征（艾滋病期）诊断明确。

【治疗】

给予两性霉素 B 及伊曲康唑序贯治疗。

病例分析

马尔尼菲青霉菌病（penicilliosis marneffei，PSM）是由马尔尼菲青霉菌感染引起的一种机会性、系统性深部真菌病。艾滋病等免疫功能低下患者为马尔尼菲篮状菌病的易感人群。

PSM 感染主要见于免疫功能受损的患者，部分免疫力正常成人及儿童也可见到，但绝大多数为 AIDS 患者，好发于东南亚及中国南部地区。PSM 临床表现可分为局限性和播散性两种类型，AIDS 患者常为后者。组织病理镜下根据马尔尼菲青霉菌感染的病变特点多见于免疫力低下患者，致病菌进行性弥漫性播散，主要表现为灶性坏死及大量胞质内充满酵母样细胞真菌的巨噬细胞浸润。另由于 AIDS 常合并多种感染，PSM 的临床表现复杂多变及病情严重性各异。马尔尼菲青霉菌主要侵犯单核 – 巨噬细胞系统，病原孢子吸入导致肺部感染较常见，如不及时诊治可引起全身播散性感染累及多个脏器。马尔尼菲青霉菌病主要发生于 $CD4^+T$ 细胞计数 < 50/μL 免疫功能极度低下的艾滋病患者。

该病例的皮疹多见于头面部和躯干上部，表现主要为多发直径 6 ～ 8 mm 的斑丘疹，逐渐发展为疱疹、脓疱疹，皮疹中央发生坏死，坏死处凹陷如"脐凹"状，多伴有瘙痒，容易破溃，破溃后溢出淡黄色分泌物，干燥结痂，提示马尔尼菲青霉菌感染可能，可进一步行皮损病理检查及真菌培养得以确定诊断，给予两性霉素 B 静脉点滴和口服伊曲康唑序贯治疗，皮疹渐消退，出院后定期随访。

临床中出现类似皮损时，应与传染性软疣、隐球菌感染进行鉴别。传染性软疣皮疹是具有脐凹的蜡样光泽丘疹，临床上通过试刮疣，可见软疣小体；不典型皮疹可以通过皮肤活检组织病理镜下的特征性嗜酸性包涵体加以鉴别；隐球菌感染引起的皮疹表现多样，如丘疹、结节、斑块、脓疱、溃疡和蜂窝织炎，皮损活检组织病理可见胶样或肉芽肿样组织反应模式，低倍镜下，带有厚壁的孢子聚集，呈泡沫样外观；真菌培养可见奶油色酵母菌落，镜下见透明的双层厚壁酵母样孢子，可与马尔尼菲青霉菌鉴别。当出现发热、乏力等系统性症状时，考虑诊断该病，首先需与结核菌感染、细菌性肺炎、荚膜组织胞浆菌病进行鉴别。其中最易误诊的疾病为结核菌感染，其主要累及的靶器官为肺部组织，肺结核患者临床表现为发热、乏力及全身消耗性症状，影像学检查也可见斑片状、结节状病灶等非特异表现，由于马尔尼菲青霉菌感染常累及肝、脾、骨髓、血液及肺，吸入孢子后导致肺部感染较为常见，临床表现与肺结核接近，极易误诊，但其组织标本（血液、骨髓、淋巴结、皮损及肺泡灌洗液等）的涂片或培养可见抗酸杆菌，且抗结核治疗往往获得临床疗效，而本例患者皮肤组织病理、皮损培养及血培养等可见马尔尼菲青霉菌阳性；细菌性肺炎虽与 PSM 感染临床表现相似，但 PSM 患者有 HIV 感染史及特殊的旅居史，部分患者可伴有皮疹、多脏器损伤等，且抗细菌治疗无效，两性霉素 B 及伊曲康唑等抗真菌治疗有效；荚膜组织胞质菌病的临床表现为持续发热及多器官受损，与 PSM 相似，也易合并 AIDS，极易误诊，但在荚膜组织胞浆菌患者的骨髓涂片中找到荚膜组织胞浆菌是确诊该病的直接依据，形态与马尔尼菲青霉菌相似，两者的主要区别在于荚膜组织胞浆菌有透明晕，不产生色素，无横膈分裂，以窄颈出芽方式繁殖，组织病理可显示真菌菌丝或孢子，培养可得出最终诊断。

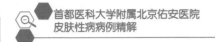

病例点评

　　本例患者 HIV 抗体阳性，当时 CD4$^+$T 细胞计数为 8/μL，进入艾滋病期；其皮肤泛发中央结痂坏死性的丘疹，伴有咳嗽、咳痰等肺部症状；并有特殊旅居史，考虑马尔尼菲青霉菌感染诊断。该患者有全身泛发坏死结痂样皮损特点，伴肝、脾、淋巴结肿大表现，故诊断播散型马尔尼菲青霉菌感染可能。结合皮肤组织病理、免疫组化和组织真菌培养结果，明确 PSM 诊断。

　　对于马尔尼菲青霉菌感染的治疗，建议使用两性霉素 B 和伊曲康唑代替氟康唑，因已有文献多次报道该菌对氟康唑不敏感或易产生抗药性，治疗后易复发。播散性马尔尼菲青霉菌病病情发展快，未经治疗病死率高，因此及时正确诊断及治疗对该病的预后至关重要。

参考文献

1. 郑小勤，张美，汪雯 . 艾滋病合并马尔尼菲青霉菌病的临床特征及误诊原因 [J]. 海南医学，2017，28（24）：4068-4070.

2. 杨磊 . 艾滋病合并播散性马尔尼菲青霉菌病 40 例临床研究 [J]. 临床研究，2018，26（2）：9-10.

3. 莫让辉，李论，陆鹏，等 . 骨髓培养在艾滋病合并马尔尼菲青霉菌病诊疗中的价值 [J]. 临床荟萃，2014（8）：920-922.

（陈玉欣）

笔记